AF750161

Diagnostic et traitement des thromboses veineuses pendant la grossesse

LIU Qing, WANG Zhanqi, WU Zhangmin
Traduit du chinois par YANG Fan

Diagnostic et traitement des thromboses veineuses pendant la grossesse

L'Harmattan
Guinée

Avec la contribution de :

Nom	**Unité**
Mohamed Diane	Hôpital d'Amitié Sino-Guinéenne
Soriba Naby CAMARA	Hôpital d'Amitié Sino-Guinéenne
Alpha KONE	Hôpital d'Amitié Sino-Guinéenne
Yves YOMBOUNO	Hôpital d'Amitié Sino-Guinéenne
DING Xin	Hôpital de Gynécologie et d'Obstétrique de Pékin
LIU Qing	Hôpital de Gynécologie et d'Obstétrique de Pékin
LI Xueyan	Hôpital de Gynécologie et d'Obstétrique de Pékin
ZHENG Yuanyuan	Hôpital de Gynécologie et d'Obstétrique de Pékin
ZHANG Zhiwen	Hôpital de l'Amitié de Pékin
LIU Changwei	Hôpital Union Médicale de Pékin
NI Leng	Hôpital Union Médicale de Pékin
CHEN Zhong	Hôpital Anzhen de Pékin
SONG Xiantao	Hôpital Anzhen de Pékin
WU Zhangmin	Hôpital Anzhen de Pékin
WANG Zhanqi	Hôpital Anzhen de Pékin
LI Siqi	Hôpital Anzhen de Pékin
LIU Xinnong	Hôpital Tiantan de Pékin
YANG Fan	Tourism College of Beijing Union University
ZUO Fuxing	Hôpital général de l'aviation de Pékin
CHEN Dongsheng	Hôpital Luhe de Pékin
GU Hongyu	Hôpital N°1 de la Ville de Qiqihar
LIU Xiaoming	Hôpital N°1 de la Ville de Qinhuangdao
LIU Guoliang	Hôpital Central Affilié de l'Université Polytechnique de Dalian
GE Yuxia	Hôpital N°2 de Harbin
HOU Lifang	Hôpital N°2 de Harbin
LIU Yanmin	Hôpital affilié à l'Université du Qinghai

5-7, rue de l'École-Polytechnique, 75005 Paris

http://www.editions-harmattan.fr
ISBN : 978-2-336-51973-9
EAN : 9782336519739

Préface

La thrombose veineuse pendant la grossesse est une maladie grave qui menace la vie et la santé des femmes enceintes ou des mères. En raison de ses mécanismes physiopathologiques complexes et des défis liés à son diagnostic et à son traitement, la thrombose veineuse constitue un problème majeur dans le domaine de l'obstétrique et de la chirurgie vasculaire à l'échelle mondiale. Pendant la grossesse, la combinaison d'un état d'hypercoagulabilité, d'un ralentissement du flux sanguin veineux et de lésions des parois vasculaires augmente considérablement le risque de complications telles que la thrombose veineuse profonde (TVP) et l'embolie pulmonaire (EP), qui peuvent, dans les cas graves, mettre en danger la vie de la mère et de l'enfant. Ces risques sont particulièrement accrus dans les régions où les ressources médicales sont limitées. Dans de telles zones, le diagnostic et le traitement des thromboses veineuses liées à la grossesse rencontrent d'importantes difficultés, et certaines patientes peuvent faire face à de graves complications en raison d'un manque de soins spécialisés.

Actuellement, le système de chirurgie vasculaire en Guinée nécessite des améliorations urgentes. La connaissance des thromboses veineuses pendant la grossesse et les stratégies pour y faire face restent limitées chez la majorité des professionnels de santé locaux, impactant directement l'efficacité des traitements et les résultats pour les patientes. C'est dans ce contexte que nous avons rédigé *Diagnostic et traitement de la Thrombose veineuse pendant la grossesse*, avec l'objectif d'offrir aux professionnels de santé guinéens un ouvrage systématique, spécialisé et pratique sur la gestion de cette pathologie.

Cet ouvrage met particulièrement l'accent sur le rôle central de la collaboration multidisciplinaire dans le diagnostic et le traitement des thromboses veineuses pendant la grossesse. En plaçant l'obstétrique au cœur du processus, nous intégrons également les expertises de la chirurgie vasculaire, de la cardiologie et de l'imagerie médicale. De l'analyse des mécanismes pathologiques aux manifestations cliniques, des examens complémentaires aux protocoles thérapeutiques, en passant par le suivi et la gestion des complications, ce livre couvre l'ensemble du processus de diagnostic et de traitement. Grâce à la coopération d'équipes multidisciplinaires, nous visons à favoriser le diagnostic précoce, l'évaluation des risques, les traitements individualisés et la gestion à long terme, afin d'améliorer la qualité des soins.

Nous espérons qu'à travers cet ouvrage, les étudiants en médecine, les cliniciens, les gestionnaires d'hôpitaux et même les décideurs en matière de politique sanitaire en Guinée acquerront une compréhension approfondie de cette maladie. L'objectif est de renforcer leur capacité à identifier précocement les patientes à haut risque, à mettre en œuvre des protocoles thérapeutiques standardisés et à améliorer la qualité de vie ainsi que l'espérance de vie des mères.

La rédaction de cet ouvrage a bénéficié d'un soutien précieux de nombreuses parties. Nous adressons nos remerciements sincères à la 30e équipe médicale chinoise en mission en Guinée, dont le travail acharné a grandement contribué à la santé du peuple guinéen. Nous remercions également la Commission nationale de la santé et de l'hygiène publique de Chine, l'Ambassade de Chine en Guinée, la Commission de la santé et de l'hygiène publique de Pékin, ainsi que les hôpitaux Beijing Anzhen, Beijing Gynecology and Obstetrics Hospital et l'Hôpital d'Amitié Sino-Guinéenne, pour leur inébranlable soutien.

Nous espérons sincèrement que *Traitement et Diagnostic de la Thrombose Veineuse pendant la Grossesse* contribuera au développement de l'obstétrique et de la chirurgie vasculaire en Guinée, tout en apportant des avantages concrets aux professionnels de santé et aux patientes guinéennes. Que l'amitié sino-guinéenne perdure !

Sommaire

Chapitre 1
Aperçu général

SECTION I : MÉCANISMES PHYSIOPATHOLOGIQUES

Durant la période de la grossesse, la thrombose veineuse profonde (TVP) est fréquemment une complication. En raison des modifications physiologiques et des facteurs pathologiques associés à la grossesse, l'incidence des thromboses veineuses chez les femmes enceintes est significativement plus élevée que chez les femmes non enceintes. Ces thromboses sont étroitement liées aux changements hémodynamiques, aux fonctions de coagulation et aux lésions de l'endothélium vasculaire pendant la grossesse. La TVP augmente non seulement les risques pour la santé des femmes enceintes, mais peut également affecter le développement fœtal. Comprendre les mécanismes physiopathologiques de la TVP pendant la grossesse est crucial pour une identification précoce et pour élaborer des stratégies efficaces de prévention et de traitement. Cette section présente une analyse systématique des mécanismes en question, en mettant l'accent sur la manière dont les changements physiologiques et pathologiques de la grossesse favorisent la formation de thromboses.

I. CHANGEMENTS HÉMODYNAMIQUES PENDANT LA GROSSESSE

Pendant la grossesse, des modifications significatives de l'hémodynamique se produisent dans le corps de la femme pour répondre aux besoins du fœtus et de la mère. Bien que ces changements soient une adaptation physiologique normale, ils augmentent considérablement le risque de TVP.

1. Formation de stase veineuse

Pendant la grossesse, en particulier au cours du dernier trimestre, l'utérus agrandi exerce une pression mécanique sur les veines iliaques et la veine cave inférieure, entraînant une obstruction du retour veineux des membres inférieurs. En raison de cette obstruction, le sang veineux s'accumule dans les membres inférieurs, ralentissant la vitesse de circulation et provoquant une stase sanguine. Cette stase crée des conditions favorables à la formation de caillots sanguins. Cette situation est particulièrement marquée en fin de grossesse : à mesure que le fœtus se développe, l'utérus continue de croître, augmentant la pression exercée sur les veines. Lorsque la femme enceinte reste longtemps debout ou assise sans bouger, cette stase sanguine devient encore plus prononcée, augmentant ainsi le risque de thrombose veineuse.

2. Augmentation du débit cardiaque et du volume sanguin

Pendant la grossesse, le débit cardiaque augmente d'environ 30 à 50 %, et le volume sanguin atteint environ 150 % de celui observé en dehors de la grossesse. Ce changement vise à garantir l'apport nécessaire en nutriments et en oxygène pour la croissance et le développement du fœtus, mais il entraîne également une élévation significative de la pression veineuse. Avec l'augmentation du volume sanguin, la pression dans le système veineux s'accroît, provoquant une dilatation des veines et un ralentissement de la vitesse du flux sanguin. Cette élévation de la pression veineuse augmente le risque de formation de caillots, en particulier dans les veines des membres inférieurs.

3. Effets de la posture sur le flux sanguin

Au cours du deuxième et du troisième trimestre de la grossesse, les femmes éprouvent souvent des changements de flux sanguin liés à la position en raison de l'augmentation de la taille de l'utérus. Cela est particulièrement notable en position allongée prolongée, où la veine cave inférieure est davantage comprimée, entraînant une mauvaise circulation veineuse des membres inférieurs. Cet effet positionnel aggrave la stase sanguine et augmente le risque de formation de caillots. De plus, rester debout ou assis immobile pendant de longues périodes peut également entraîner une obstruction similaire du flux sanguin, surtout pendant les dernières étapes de la grossesse.

II. Augmentation de la coagulation sanguine

Pendant la grossesse, la fonction coagulation sanguine chez les femmes subit des changements significatifs. Le corps entre dans un état d'hypercoagulation, un mécanisme adaptatif destiné à prévenir les hémorragies massives pouvant survenir lors de l'accouchement. Cependant, cet état physiologique d'hypercoagulation favorise également la formation de caillots sanguins.

1. Augmentation des facteurs de coagulation

Au cours de la grossesse, plusieurs facteurs de coagulation, tels que les facteurs VII, VIII, IX, X et le fibrinogène, augmentent de manière significative. Cette élévation accélère le processus de coagulation, rendant la formation de caillots plus probable. Par exemple, l'augmentation du facteur VIII est un marqueur typique de l'amélioration de la fonction de coagulation pendant la grossesse, contribuant à la formation des caillots sanguins. Cette augmentation des facteurs de coagulation est une réponse adaptative pour prévenir une perte de sang excessive lors de l'accouchement, mais elle accroît également le risque de thrombose veineuse profonde durant la grossesse.

2. Affaiblissement des mécanismes anticoagulants

Pendant la grossesse, les mécanismes naturels d'anticoagulation subissent également des modifications. L'activité des protéines C et S diminue considérablement, ce qui affaiblit l'effet anticoagulant naturel et réduit la capacité à inhiber le processus de coagulation. Cette diminution de l'activité anticoagulante augmente davantage le risque de formation de caillots sanguins. Par ailleurs, l'affaiblissement des mécanismes anticoagulants est étroitement lié aux changements hormonaux, tels que l'élévation du niveau d'œstrogènes pendant la grossesse.

3. Inhibition du système fibrinolytique

L'inhibition du système fibrinolytique pendant la grossesse est une autre caractéristique importante de l'état d'hypercoagulation. Le système fibrinolytique est chargé de dégrader les caillots sanguins déjà formés et de maintenir l'équilibre dans le système vasculaire. Pendant la grossesse, l'activité fibrinolytique diminue, en particulier durant la fin de la grossesse et la période post-partum. Cette diminution de la capacité fibrinolytique rend plus difficile la dissolution rapide des caillots formés, augmentant ainsi davantage le risque de thrombose pendant la grossesse.

III. Lésions de l'endothélium vasculaire

Pendant la grossesse, l'endothélium vasculaire peut subir des lésions sous l'effet de divers facteurs. Les dommages subis par les cellules endothéliales constituent un élément clé dans la formation de thromboses.

1. Changements dans la circulation utéro-placentaire

Pendant la grossesse, le flux sanguin vers le placenta augmente considérablement, générant une forte contrainte de cisaillement au niveau des petits vaisseaux à l'interface entre l'utérus et le placenta. Cette contrainte élevée peut endommager les cellules endothéliales des microvaisseaux, entraînant la libération de substances procoagulantes et l'activation de la cascade de coagulation. Ces lésions telles qu'un décollement prématuré du placenta sont fréquentes en fin de grossesse, notamment en cas d'anomalies placentaires. De plus, un dysfonctionnement placentaire peut également favoriser la formation de thromboses en sécrétant des substances procoagulantes.

2. Lésions mécaniques

Le processus d'accouchement ou les interventions chirurgicales telles que la césarienne peuvent provoquer des lésions mécaniques directes à l'endothélium vasculaire. Ces lésions activent les plaquettes et favorisent la formation de thromboses. Après une césarienne en particulier, l'endothélium des vaisseaux maternels est souvent endommagé par l'intervention, ce qui augmente le risque de thromboses veineuses post-partum.

3. Infections et inflammations

Les infections ou les réactions inflammatoires pendant la grossesse représentent également des facteurs importants de lésion endothéliale. Par exemple, des conditions telles que l'embolie amniotique ou une inflammation placentaire peuvent activer les cellules endothéliales, entraînant la libération de facteurs procoagulants et l'activation de la cascade de coagulation. L'inflammation durant la grossesse peut conduire à un syndrome de réponse inflammatoire systémique, aggravant encore le risque de formation de thromboses.

IV. Influence des facteurs génétiques individuels

La formation de thromboses veineuses profondes (TVP) pendant la grossesse est non seulement liée aux changements physiologiques de cette période, mais également à des facteurs génétiques individuels qui augmentent le risque de thrombose.

1. Maladies thrombophiliques héréditaires

Certaines maladies thrombophiliques héréditaires, telles que la mutation du facteur V Leiden, la mutation du gène de la prothrombine ou une carence en protéine C/S, augmentent considérablement le risque de TVP pendant la grossesse. Ces maladies génétiques entraînent des anomalies du système de coagulation, facilitant la formation de thromboses. Pendant la grossesse, l'état physiologique d'hypercoagulabilité exacerbe l'impact de ces maladies génétiques.

2. Importance des antécédents familiaux

Les femmes enceintes ayant des antécédents familiaux de maladies thrombotiques doivent faire l'objet d'une attention particulière. Celles dont la famille a connu des cas de TVP ou d'embolie pulmonaire présentent un risque accru de thrombose. Il est donc essentiel de procéder à un dépistage précoce et de mettre en place des mesures préventives pour réduire ce risque.

3. Interaction entre gènes et environnement

L'interaction entre l'état d'hypercoagulabilité lié à la grossesse et une prédisposition génétique peut augmenter significativement le risque de thrombose. Chez les personnes présentant une susceptibilité génétique, l'état hypercoagulable de la grossesse amplifie le risque de formation de thromboses. Par conséquent, une intervention et une gestion individualisées sont nécessaires pour ces populations à risque.

V. Effets systémiques généralisés

La thrombose veineuse profonde (TVP) pendant la grossesse ne se limite pas à l'impact sur le système veineux local ; elle peut également entraîner des conséquences systémiques significatives pour la santé de la mère et du fœtus.

1. Risque d'embolie pulmonaire

La complication la plus grave de la TVP pendant la grossesse est l'embolie pulmonaire aiguë, qui constitue l'une des principales causes de mortalité maternelle. Lorsque le thrombus atteint la circulation pulmonaire, il peut obstruer l'artère pulmonaire, entraînant une insuffisance respiratoire et circulatoire aiguë. Le diagnostic précoce et le traitement de l'embolie pulmonaire sont cruciaux pour réduire la mortalité maternelle.

2. Insuffisance de l'apport sanguin placentaire

La TVP peut, par l'hypoxémie et la réponse inflammatoire systémique qu'elle provoque, altérer indirectement l'apport sanguin au placenta. Une insuffisance de la perfusion placentaire peut entraîner des complications telles qu'un retard de croissance intra-utérin du fœtus, une naissance prématurée, voire, dans les cas graves, la mort fœtale.

3. Réaction inflammatoire systémique

La TVP pendant la grossesse peut déclencher un syndrome de réponse inflammatoire systémique (SIRS), aggravant les risques pour la santé de la mère et du fœtus. Le SIRS peut conduire à une défaillance multi-organes, compromettant ainsi gravement le pronostic maternel et fœtal.

VI. Bilan

La physiopathologie de la thrombose veineuse profonde pendant la grossesse est complexe et implique trois éléments centraux : la stase sanguine, l'état d'hypercoagulabilité et les lésions de l'endothélium vasculaire. Ces mécanismes sont également influencés par les changements physiologiques spécifiques à la grossesse ainsi que par des facteurs génétiques. Une meilleure compréhension de ces mécanismes permet aux cliniciens d'identifier les populations à haut risque et d'élaborer des stratégies de prévention et de traitement personnalisées, réduisant ainsi le risque de conséquences défavorables pour la mère et le fœtus.

Section II : Changements hémodynamiques et de la coagulation pendant la grossesse

La grossesse représente une phase particulière de l'état physiologique féminin, en ce qu'elle est accompagnée d'une série de modifications adaptatives destinées à répondre aux besoins de croissance de la mère et du fœtus. Cependant, ces changements peuvent également entraîner un déséquilibre entre l'hémodynamique et le système de coagulation, augmentant ainsi le risque de formation de thromboses veineuses. Cette section explore six aspects : les caractéristiques du flux sanguin pendant la grossesse, la régulation hormonale de l'hémodynamique et de la coagulation, les spécificités de la circulation utéro-placentaire, la régulation de l'expression du facteur tissulaire, les adaptations hémodynamiques systémiques, ainsi que les mécanismes compensatoires propres à la grossesse.

I. Caractéristiques du flux sanguin pendant la grossesse

1. Changements de la vitesse du flux local

Au cours du deuxième et troisième trimestre de la grossesse, l'augmentation du volume utérin comprime la veine cave inférieure et les veines iliaques, entraînant un ralentissement de la vitesse du flux sanguin, particulièrement en position allongée sur le dos. Cette obstruction du retour veineux provoque non seulement un œdème des membres inférieurs, mais favorise également la formation de thromboses.

2. Changements de la viscosité sanguine

Le déséquilibre entre le plasma et les globules rouges modifie la viscosité sanguine, augmentant la résistance hémodynamique. Ce processus est étroitement lié aux besoins d'échanges entre le placenta et la mère, mais peut également rendre le sang plus sujet à l'agrégation.

3. Reconfiguration de la direction du flux sanguin

Les changements dans la distribution du flux artério-veineux pendant la grossesse sont particulièrement marqués. Une plus grande proportion de sang est prioritairement dirigée vers le placenta et l'utérus, réduisant l'approvisionnement en sang dans d'autres régions et aggravant ainsi la stase veineuse.

II. Régulation hémodynamique et de la coagulation par les hormones

1. Rôle des œstrogènes

Pendant la grossesse, le niveau d'œstrogènes augmente considérablement, stimulant directement la synthèse des facteurs de coagulation tout en inhibant l'activité du système fibrinolytique. De plus, les œstrogènes influencent la paroi vasculaire et la fonction des plaquettes, contribuant ainsi à un environnement pro-coagulant.

2. Effets de la progestérone

La progestérone agit principalement en relaxant les muscles lisses vasculaires, ce qui entraîne une dilatation veineuse et un ralentissement du flux sanguin. Bien que son rôle dans la formation de thromboses soit indirect, il reste significatif.

3. Participation des hormones placentaires

Les hormones sécrétées par le placenta, telles que la lactogène placentaire et l'hormone placentaire (HPL), modulent la fonction endothéliale et les propriétés rhéologiques du sang, soutenant ainsi les changements de la coagulation pendant la grossesse.

III. Particularités de la circulation utéro-placentaire

1. Caractéristiques dynamiques du flux sanguin utérin

Pendant la grossesse, le débit sanguin utérin passe de 50 mL/min en période non gravide à 500-700 mL/min en fin de grossesse. Ce flux élevé favorise l'oxygénation et la nutrition fœtales, mais accroît également la charge sur le retour veineux.

2. Régulation de la coagulation par le placenta

Les cellules endothéliales et trophoblastiques du placenta participent conjointement à la régulation de la coagulation. Certains facteurs libérés par le placenta, tels que les facteurs VIII similaires, peuvent augmenter l'activité coagulante locale et le risque de thrombose.

3. Régulation de la coagulation après l'accouchement

Après l'accouchement, le site de détachement placentaire devient une "zone de bataille" naturelle entre les activités coagulantes et fibrinolytiques. Cette phase joue un rôle crucial dans l'inversion de l'état pro-coagulant de la grossesse.

IV. Expression et régulation des facteurs tissulaires

1. Sur-expression des facteurs tissulaires (FT)

Les cellules trophoblastiques placentaires augmentent de manière significative l'expression des facteurs tissulaires, intensifiant l'activité coagulante locale. Le décollement placentaire ou d'autres lésions pathologiques peuvent activer davantage la cascade de coagulation, aggravant l'état pro-coagulant systémique.

2. Affaiblissement de la barrière anticoagulante

Les mécanismes anticoagulants maternels s'affaiblissent progressivement pendant la grossesse. Notamment, la diminution marquée du niveau de protéine S, combinée à une diminution de l'activité de la protéine C et de l'antithrombine, rend le sang plus susceptible à l'hypercoagulabilité.

3. Promotion de la coagulation par les cytokines inflammatoires

Les niveaux élevés de cytokines inflammatoires maternelles, telles que l'IL6 et le TNFα, pendant la grossesse, stimulent non seulement la production de facteurs de coagulation, mais inhibent également l'activité fibrinolytique, augmentant ainsi indirectement le risque de thrombose.

V. ADAPTATIONS SYSTÉMIQUES HÉMODYNAMIQUES

1. Remodelage du système microcirculatoire

Pendant la grossesse, le système microcirculatoire maternel subit d'importants changements adaptatifs, avec une vasodilatation accrue augmentant la perfusion locale. Cependant, la vitesse du flux dans les micro-veines diminue, en particulier dans les membres inférieurs, augmentant ainsi le risque de thrombose veineuse.

2. Charge sur le système cardiovasculaire

Le volume d'éjection systolique augmente considérablement pendant la grossesse. Cependant, en fin de grossesse, la restriction du retour veineux peut réduire la précharge cardiaque, perturbant davantage l'équilibre hémodynamique.

3. Modification du couplage artério-veineux

Pendant la grossesse, la compliance du système artériel augmente, mais le système veineux est plus sujet à une dilatation inégale, entraînant un déséquilibre du couplage artério-veineux. Cette perturbation hémodynamique locale peut devenir un facteur déclenchant majeur de la formation de thromboses.

VI. MÉCANISMES COMPENSATOIRES SPÉCIFIQUES À LA GROSSESSE ET IMPLICATIONS CLINIQUES

1. Régulation hémodynamique par le placenta

Le placenta, en plus d'être un organe d'échange de substances, joue un rôle crucial en régulant la sécrétion de substances vasoactives maternelles (comme le monoxyde d'azote et la prostacycline), assurant ainsi la stabilité hémodynamique systémique. Cependant, ce mécanisme peut devenir déséquilibré dans certaines conditions, augmentant le risque de thrombose.

2. Mécanismes compensatoires des anomalies locales du flux sanguin

Bien que l'augmentation de la pression veineuse locale soit partiellement atténuée par la circulation collatérale et le remodelage vasculaire périphérique, ces mécanismes compensatoires peuvent être insuffisants chez certains groupes à haut risque, nécessitant une vigilance accrue.

3. Implications cliniques de l'état hypercoagulable pendant la grossesse

L'état hypercoagulable pendant la grossesse est une arme à double tranchant. Dans une grossesse normale, il agit comme un mécanisme protecteur contre les hémorragies pendant l'accouchement ; mais dans des conditions pathologiques, comme la pré-éclampsie ou le diabète gestationnel, il peut accélérer la formation de thromboses.

Les changements hémodynamiques et de coagulation pendant la grossesse constituent un processus complexe et dynamique, reflétant l'adaptation du corps de la mère aux besoins de la grossesse. Ces changements varient selon les stades de la grossesse, avec une intensité accrue pendant l'accouchement et la phase post-partum. Une compréhension approfondie de ces mécanismes est essentielle pour identifier précocement et prévenir les thromboses veineuses liées à la grossesse, fournissant ainsi une base théorique pour une prise en charge clinique optimale.

SECTION III : SITUATION ÉPIDÉMIOLOGIQUE

La thrombose veineuse pendant la grossesse (Thromboembolie veineuse, Venous Thromboembolism, VTE) est l'une des principales causes de mortalité et de complications chez les femmes enceintes. Son taux d'incidence et les risques associés varient considérablement en fonction des régions, des groupes ethniques, des conditions médicales et des caractéristiques de la population. Voici une explication des caractéristiques globales, régionales, des populations à haut risque particulier et des facteurs influençant cette pathologie.

I. Caractéristiques épidémiologiques mondiales de la thrombose veineuse pendant la grossesse

1. Taux d'incidence global

Le taux d'incidence de la thrombose veineuse pendant la grossesse est d'environ 0,52 cas pour 1000 grossesses. Ce taux est bien documenté dans les pays développés et dans les régions ayant de bonnes conditions médicales. Comparé aux femmes non enceintes, le risque de thrombose veineuse profonde (VTE) pendant la grossesse est 46 fois plus élevé, surtout au cours des six semaines suivant l'accouchement.

2. Caractéristiques de la répartition temporelle et spatiale

Les cas de VTE sont principalement concentrés pendant le deuxième et troisième trimestre de la grossesse ainsi que durant la période post-partum. L'incidence de la thrombose au début de la grossesse est relativement faible, mais certaines patientes à haut risque, comme celles présentant le syndrome des antiphospholipides ou des troubles thrombophiles héréditaires, sont confrontées à un risque plus élevé même en début de grossesse.

3. Risque en période post-partum

Le risque de thrombose veineuse chez les femmes en période post-partum est 20 fois plus élevé en moyenne que chez les femmes adultes. La césarienne et l'immobilisation post-opératoire sont les principaux facteurs déclencheurs, tandis que la redistribution des fluides corporels après l'accouchement et les fluctuations hormonales sont également des facteurs importants.

II. Différences régionales et caractéristiques épidémiologiques

1. Différences entre les pays à revenu élevé et les pays à revenu faible

Le taux d'incidence de la VTE est généralement plus faible dans les pays à revenu élevé, grâce à des programmes de dépistage prénatal et à des interventions précoces standardisées. En revanche, dans les pays à revenu faible, notamment dans les régions où les ressources médicales sont limitées, l'incidence et la mortalité liées à la VTE pendant la grossesse sont significativement plus élevées.

2. Race et antécédents génétiques

Les caractéristiques hémodynamiques des femmes en Afrique subsaharienne pourraient présenter des particularités ethniques, telles qu'une viscosité sanguine plus élevée ou une prédisposition génétique aux thromboses. Toutefois, les données épidémiologiques et les recherches spécifiques sur ces populations sont relativement rares et nécessitent des investigations plus approfondies.

III. Caractéristiques de l'incidence dans les populations à haut risque

1. Grossesse multiple

Les femmes enceintes de jumeaux ou plus présentent une charge hémodynamique significativement augmentée, ce qui entraîne un risque plus élevé de pression veineuse et de stagnation veineuse dans les membres inférieurs. Leur taux d'incidence de la thrombose veineuse est environ deux fois plus élevé que celui des grossesses simples.

2. Femmes enceintes obèses

L'obésité est un facteur de risque indépendant pour la VTE pendant la grossesse. Les femmes ayant un indice de masse corporelle (IMC) $\geq$ 30 présentent une viscosité sanguine accrue, une compression veineuse significative et une fonction altérée du système de régulation de l'anticoagulation. Des études ont montré que le risque de VTE chez les femmes enceintes obèses est multiplié par 3 à 5.

3. Femmes ayant accouché par césarienne

La césarienne augmente considérablement le risque de thrombose associé à la grossesse, notamment en raison de l'immobilité précoce après l'accouchement et de l'aggravation de l'état hypercoagulable. De plus, l'utilisation postopératoire de médicaments hémostatiques ou d'antibiotiques peut également influencer, dans une certaine mesure, le risque de formation de caillots.

IV. Facteurs de risque et conditions associées à la VTE pendant la grossesse

1. Facteurs héréditaires et acquis

Les maladies thrombophiles héréditaires, comme la mutation du facteur V Leiden et le déficit en protéine C anticoagulante, sont plus fréquentes dans certaines populations et constituent une cause sous-jacente importante de la thrombose veineuse pendant la grossesse. De plus, des maladies acquises telles que le syndrome des antiphospholipides, associées à la grossesse, sont également fréquentes chez les populations à haut risque.

2. Conditions socio-économiques et conscience sanitaire

Les femmes dans les pays à faible revenu ont généralement une conscience sanitaire moins développée, manquent de soins prénatals réguliers et sont souvent confrontées à des problèmes de malnutrition pendant la grossesse ou de travail précoce, ce qui augmente leur risque de VTE.

3. Manque d'interventions périnatales

La gestion périnatale insuffisante, comme le manque d'évaluation du risque de thrombose, l'absence de prise en charge précoce après la chirurgie et l'accès limité aux médicaments anticoagulants, contribue à une incidence élevée de la VTE associée à la grossesse.

V. Expériences internationales et perspectives de prévention et de contrôle de la VTE pendant la grossesse

Les recherches menées dans les pays européens et nord-américains, à travers de vastes cohortes et des essais cliniques, ont fourni une riche expérience en matière de prévention et de contrôle de la VTE. Des mesures d'intervention précoce basées sur des scores de risque et des protocoles standardisés d'anticoagulation sont parmi les approches proposées. Ces résultats ont servi de base fiable pour l'élaboration de directives à l'échelle mondiale. La prévention et le contrôle de la VTE nécessitent une collaboration multidisciplinaire entre les obstétriciens, les chirurgiens vasculaires, les anesthésistes et les radiologues. L'identification précoce des populations à haut risque, une gestion complète pendant la période périnatale et un suivi à long terme après l'accouchement sont des moyens essentiels pour réduire la mortalité et les complications.

L'état épidémiologique actuel fournit une base importante pour comprendre les facteurs de risque, les caractéristiques de l'incidence et les stratégies de prévention de la VTE pendant la grossesse.

SECTION IV : ÉTIOLOGIE

La formation de thrombose veineuse pendant la grossesse (VTE) résulte de causes complexes impliquant l'hypercoagulabilité, la stase sanguine et les lésions de la paroi vasculaire, qui correspondent aux trois éléments de la « triade de Virchow ». Les changements anatomiques et physiologiques liés à la grossesse créent des conditions spécifiques pour le développement de la VTE, et la présence de facteurs pathologiques supplémentaires peut considérablement augmenter le risque. Les causes sont ici abordées sous trois aspects : les modifications propres à la grossesse, les maladies sous-jacentes associées et les facteurs externes déclencheurs.

I. MODIFICATIONS SPÉCIFIQUES DU SYSTÈME SANGUIN ET CIRCULATOIRE PENDANT LA GROSSESSE

1. Formation de l'hypercoagulabilité

Pendant la grossesse, le niveau d'œstrogènes et de progestérone augmente significativement, stimulant la synthèse des facteurs de coagulation (tels que les facteurs VII, VIII, X et le fibrinogène) et inhibant l'activité fibrinolytique. Ces changements rendent le sang plus coagulable, une adaptation visant à prévenir les hémorragies lors de l'accouchement, mais augmentant également le risque de formation de caillots.

2. Modifications hémodynamiques

Au cours du dernier trimestre de la grossesse, l'utérus élargi comprime la veine cave inférieure, entravant le retour veineux des membres inférieurs et provoquant une stase veineuse. Cet effet est exacerbé par l'alitement prolongé ou une réduction de l'activité physique, faisant de la stase sanguine un déclencheur clé de la thrombose.

3. Stress et lésions de la paroi vasculaire

La grossesse entraîne des modifications de l'élasticité et de la structure des parois vasculaires, susceptibles de provoquer des micro-lésions sous l'effet des hormones ou de la pression accrue sur les vaisseaux. Ces altérations locales peuvent activer les cellules endothéliales, déclenchant une cascade de coagulation et favorisant la formation de caillots.

II. Rôle des maladies sous-jacentes associées

1. Maladies thrombophiles héréditaires

Les déficits héréditaires en protéines anticoagulantes (comme les protéines C et S ou l'antithrombine) ou les mutations des facteurs de coagulation (telles que la mutation du facteur V Leiden) représentent des facteurs de risque majeurs pour la VTE pendant la grossesse. Chez ces patientes, les anomalies préexistantes du système de coagulation, combinées à l'état hypercoagulable lié à la grossesse, augmentent considérablement le risque de thrombose.

2. Syndrome des antiphospholipides

Le syndrome des antiphospholipides est une maladie auto-immune acquise qui provoque des thromboses récurrentes et des complications liées à la grossesse. Ses mécanismes incluent l'activation des plaquettes, des lésions endothéliales et des perturbations du système de coagulation. Ces patientes présentent un risque significativement accru de VTE pendant la grossesse.

3. Diabète et hypertension gestationnelle

Le diabète entraîne un dysfonctionnement endothélial et une augmentation des réactions inflammatoires, tandis que l'hypertension gestationnelle (y compris les maladies hypertensives liées à la grossesse et la prééclampsie) aggrave le risque de thrombose par vasospasmes et troubles circulatoires.

III. Le rôle des facteurs liés à l'accouchement et à la période postopératoire

1. Impact du mode d'accouchement

La césarienne augmente significativement le risque de TVE par rapport à un accouchement naturel. Pendant l'opération, la compression et les lésions des veines, ainsi que l'immobilisation postopératoire, peuvent provoquer une thrombose veineuse. De plus, l'utilisation de médicaments hémostatiques et les fluctuations du volume sanguin pendant l'intervention influencent également la dynamique circulatoire.

2. Spécificités de la période de récupération post-partum

La récupération du système veineux après l'accouchement est relativement lente, et les variations rapides des niveaux hormonaux peuvent aggraver l'état d'hypercoagulabilité sanguine. Par ailleurs, l'allaitement, qui exige de longues périodes d'immobilité, peut entraver le retour veineux des membres inférieurs.

3. Traumatismes et infections liés à l'accouchement

Les déchirures vaginales, les blessures du périnée et les infections post-partum peuvent entraîner une réaction inflammatoire locale, favorisant la libération de facteurs de coagulation et l'agrégation plaquettaire, augmentant ainsi le risque de formation de caillots.

IV. Influence du mode de vie et des facteurs externes

1. Sédentarité ou immobilité prolongée

Les femmes enceintes, en raison d'une mobilité réduite ou d'une plus grande fatigue, ont souvent tendance à rester sédentaires ou alitées. Ce mode de vie ralentit considérablement le retour veineux, en particulier au cours du troisième trimestre et de la période post-partum, ce qui favorise la formation de thromboses veineuses.

2. Tabagisme et obésité

Le tabagisme endommage l'endothélium vasculaire et augmente la viscosité sanguine, renforçant ainsi l'état d'hypercoagulabilité. L'obésité, quant à elle, accroît la pression intra-abdominale et aggrave la stase veineuse. La combinaison des deux facteurs entraîne une augmentation exponentielle du risque de TVE.

3. Effets secondaires des interventions médicamenteuses

Certains médicaments (par exemple, les œstrogènes ou les progestatifs de soutien) peuvent intensifier l'expression des facteurs de coagulation, augmentant ainsi le risque de thrombose. Par ailleurs, l'utilisation d'antibiotiques pour contrôler les infections pendant la grossesse, sans évaluation rigoureuse de leurs effets sur le système de coagulation, pourrait également contribuer indirectement à la formation de caillots.

V. Le rôle indirect des facteurs psychologiques et sociaux

1. Impact du stress psychologique

Les femmes enceintes peuvent subir une pression psychologique importante due à des facteurs familiaux ou sociaux. Un stress prolongé peut activer l'axe hypothalamo-hypophyso-surrénalien, favoriser des réactions inflammatoires et altérer la fonction vasculaire, augmentant ainsi indirectement le risque de thrombose.

2. Manque de soutien social

L'absence de soutien familial ou social peut conduire les femmes enceintes à négliger leur santé, retardant ainsi les consultations prénatales et les interventions appropriées. Cette situation peut masquer les signes précoces de thrombose et entraîner de graves complications.

3. Contraintes économiques

Les femmes enceintes ayant des ressources financières limitées peuvent ne pas avoir accès à des soins prénatals complets ni aux médicaments et conseils nécessaires pour prévenir la TVE. Cela constitue un facteur social important dans l'étiologie de la TVE.

VI. Axes de recherche avancée sur les causes

1. Exploration des mécanismes moléculaires

Les recherches récentes ont progressivement mis en lumière les mécanismes moléculaires liés à la thrombose veineuse pendant la grossesse, notamment la fonction sécrétoire des cellules endothéliales, la régulation de la tension des muscles lisses vasculaires et le rôle des médiateurs inflammatoires. Une compréhension approfondie de ces mécanismes fournira une base scientifique pour de nouvelles stratégies de prévention et de traitement.

2. Interaction entre facteurs génétiques et environnementaux

L'interaction entre les facteurs génétiques et environnementaux dans le risque de thrombose pendant la grossesse reste un domaine nécessitant des recherches approfondies. Découvrir ces mécanismes complexes contribuera à développer une évaluation davantage personnalisée des risques et des interventions.

3. Prédiction du risque assistée par intelligence artificielle

L'utilisation de données massives et de technologies d'intelligence artificielle pour établir des modèles précis de prédiction du risque de TVE à partir des antécédents médicaux et des informations cliniques des patientes enceintes constitue une direction clé pour les recherches futures.

La diversité et la complexité des causes de la thrombose veineuse pendant la grossesse appellent à une étude approfondie. Ces recherches permettront d'optimiser les stratégies de prévention et de traitement de la TVE tout en aidant les femmes enceintes à mieux faire face à cette maladie mettant en péril leur santé et leur vie.

Chapitre 2
Manifestations cliniques et classifications

Les manifestations cliniques de la thrombose veineuse pendant la grossesse présentent certaines particularités. La thrombose veineuse profonde (TVP) survient généralement dans les veines profondes des membres inférieurs des femmes enceintes. Les changements physiologiques de la grossesse peuvent masquer ou atténuer les symptômes typiques de la thrombose veineuse, retardant ainsi le diagnostic. Durant la grossesse, l'hypercoagulabilité physiologique, l'augmentation de la viscosité sanguine et le ralentissement du flux sanguin veineux rendent les femmes enceintes plus susceptibles de développer des thromboses. Par ailleurs, les changements de posture, la compression de la veine cave inférieure par l'utérus élargi, et d'autres facteurs contribuent à augmenter ce risque. Cependant, les symptômes de la thrombose veineuse peuvent se manifester sous diverses formes. Dans les cas graves, ces symptômes peuvent provoquer des troubles fonctionnels des membres ou conduire à des complications graves telles qu'une embolie pulmonaire, l'une des plus dangereuses complications de la thrombose veineuse en période de grossesse. En outre, les symptômes de la thrombose peuvent se confondre avec d'autres manifestations fréquentes de la grossesse, ce qui peut entraîner des erreurs de diagnostic. Ainsi, un diagnostic précis nécessite non seulement une observation clinique attentive, mais également des examens d'imagerie. L'échographie, grâce à sa grande sensibilité et spécificité, est la méthode de choix pour le diagnostic de la TVP. Ce chapitre abordera également la classification des thromboses veineuses en période de grossesse.

Lors du diagnostic, il convient également de prendre en compte les marqueurs biologiques associés, les tests de coagulation, ainsi que les facteurs de risque de thrombose (antécédents de thrombose, obésité, âge avancé, complications de la grossesse, troubles héréditaires de la coagulation, etc.) pour améliorer la précision du diagnostic.

Enfin, ce chapitre discutera des complications de la thrombose veineuse pendant la grossesse, notamment l'embolie pulmonaire, l'insuffisance placentaire, la prématurité et la mort fœtale, qui représentent une menace non seulement pour la santé de la mère, mais aussi pour le développement du fœtus. Un diagnostic et un traitement précoces sont essentiels pour réduire la mortalité maternelle et infantile et améliorer le pronostic.

SECTION I : SYMPTÔMES

I. SYMPTÔMES DE LA THROMBOSE VEINEUSE PROFONDE DES MEMBRES INFÉRIEURS

1. Œdème des membres

La TVP des membres inférieurs est la forme la plus fréquente de thrombose veineuse pendant la grossesse. L'un des symptômes cliniques les plus courants est l'œdème des membres. La formation de caillots dans les veines des membres inférieurs entrave le retour veineux, provoquant une accumulation de sang dans le système veineux, ce qui entraîne un gonflement des membres. Pendant la grossesse, la rétention d'eau augmente, exacerbant souvent l'œdème en cas de TVP. L'œdème est généralement unilatéral et peut être accompagné ou non de douleur, surtout au niveau du genou ou du mollet. En fin dc grossesse, l'élargissement de l'utérus peut comprimer davantage la veine cave inférieure, aggravant l'obstruction du retour veineux et amplifiant l'œdème.

2. Douleur et sensibilité locale

La douleur localisée est un autre symptôme typique. La formation de caillots stimule les terminaisons nerveuses, provoquant une douleur dans le membre affecté, souvent à l'arrière des membres inférieurs. Cette douleur, qui peut être sourde ou lancinante, s'accompagne parfois d'une sensation de brûlure. Contrairement à l'œdème physiologique de la grossesse, cette douleur tend à s'aggraver progressivement, notamment après une position prolongée debout ou assise. La palpation révèle souvent une sensibilité accrue au niveau de la cuisse ou du mollet, en particulier près de la zone touchée.

3. Changements de couleur de la peau

Avec la formation de caillots dans les veines, le retour sanguin est obstrué, entraînant une stase sanguine au niveau de la zone affectée. Cela peut provoquer des changements dans la couleur de la peau au niveau local. Dans les premiers stades, la peau peut présenter une légère rougeur ou une teinte rouge foncé, en particulier sur la face interne des membres inférieurs et autour de la cheville. À mesure que les symptômes s'aggravent, la couleur de la peau peut évoluer vers une teinte bleuâtre ou violette foncée, en lien étroit avec la progression de la thrombose veineuse. Il convient de noter que, en raison de l'œdème physiologique de la grossesse et des varices des membres inférieurs, ces légères modifications de la peau peuvent passer inaperçues. Par conséquent, une évaluation globale tenant compte des autres symptômes est essentielle pour un diagnostic précis.

II. Symptômes de l'embolie pulmonaire

1. Douleur thoracique soudaine

L'embolie pulmonaire (EP), complication la plus grave de la thrombose veineuse en période de grossesse, est marquée par des symptômes soudains et potentiellement mortels. La douleur thoracique aiguë est un symptôme typique. Décrite comme une douleur lancinante ou oppressante, elle est généralement localisée derrière le sternum et peut s'accompagner de difficultés respiratoires. La douleur s'intensifie souvent après un effort physique et persiste même au repos. Face à de tels symptômes, les cliniciens doivent suspecter une EP pour éviter tout retard de diagnostic.

2. Dyspnée et toux

Un autre symptôme fréquent de l'embolie pulmonaire est la dyspnée. Lorsque les caillots sanguins obstruent les artères pulmonaires, la fonction d'oxygénation des alvéoles est altérée, entraînant une diminution de la saturation en oxygène. Le patient ressent alors une difficulté respiratoire marquée, particulièrement lors d'une activité physique ou en parlant. Dans ces cas, une respiration rapide peut être nécessaire pour maintenir un apport suffisant en oxygène dans l'organisme. Certains patients présentent également une toux, parfois accompagnée de mucosités ou de crachats sanguinolents, ce qui indique souvent que la circulation sanguine pulmonaire est déjà affectée par l'embolie. Étant donné que les femmes enceintes souffrent souvent de légers inconforts respiratoires physiologiques, il est crucial de prêter une attention particulière à la possibilité d'une embolie pulmonaire lorsque ces symptômes sont associés à d'autres signes cliniques.

3. Hypoxémie et cyanose

La progression de l'embolie pulmonaire peut entraîner une insuffisance grave de l'apport en oxygène dans tout l'organisme, se manifestant par une hypoxémie et une cyanose. L'obstruction du flux sanguin pulmonaire réduit l'efficacité des échanges gazeux, diminuant ainsi la concentration d'oxygène dans le sang. Cela peut provoquer une coloration violacée (cyanose) des lèvres, des extrémités des doigts et d'autres zones. Dans les cas graves d'embolie pulmonaire, un choc peut survenir, caractérisé par une baisse de la pression artérielle, une accélération du rythme cardiaque, et dans des situations critiques, une perte de conscience voire la mort. Par conséquent, l'identification précoce de l'embolie pulmonaire est cruciale pour assurer un traitement rapide et efficace.

III. Symptômes cliniques de la thrombose veineuse abdominale

1. Douleurs abdominales et ballonnements

La thrombose veineuse abdominale (TVA) est relativement rare, mais elle peut survenir pendant la grossesse en raison de certains facteurs comme l'augmentation de la taille de l'utérus, la compression de la veine cave inférieure et la diminution de la vitesse du flux sanguin. Les symptômes cliniques se manifestent généralement par une douleur sourde ou diffuse au niveau de l'abdomen, en particulier dans le bas-ventre droit ou dans la région médio-supérieure. Les patientes peuvent ressentir des ballonnements ou une gêne abdominale, avec des symptômes qui s'aggravent progressivement. Étant donné que les femmes enceintes ressentent souvent des malaises abdominaux liés à des changements physiologiques comme des gaz ou des troubles digestifs, ces douleurs et ballonnements peuvent être confondus avec des manifestations normales de la grossesse.

2. Hépatomégalie et jaunisse

Dans les cas graves de TVA, les patientes peuvent présenter une hépatomégalie et une jaunisse. Cela est dû à l'obstruction du retour veineux hépatique par le thrombus, entraînant une congestion du foie et une altération de sa fonction. Les patientes peuvent ressentir une douleur à la pression dans la partie supérieure de l'abdomen et présenter des signes de jaunisse, tels que le jaunissement de la peau et de la sclérotique des yeux. La congestion hépatique peut également provoquer une ascite, aggravant davantage les inconforts abdominaux.

IV. Symptômes généraux et autres complications

1. Fatigue et malaise

Les symptômes généraux de la thrombose veineuse pendant la grossesse incluent souvent une fatigue excessive et un malaise. L'obstruction du flux sanguin, l'hypoxie et l'ischémie tissulaire causées par la thrombose peuvent entraîner une sensation de fatigue généralisée et une diminution de la tolérance à l'effort chez les femmes enceintes. Comme la fatigue est fréquente pendant la grossesse, ce symptôme est souvent ignoré ou attribué à des changements physiologiques normaux. Cependant, si les symptômes s'aggravent progressivement ou s'accompagnent de gonflements des membres ou de difficultés respiratoires, il est crucial de suspecter la possibilité d'une thrombose veineuse.

2. Signes précoces des complications

Les complications de la thrombose veineuse pendant la grossesse, telles que l'embolie pulmonaire ou une insuffisance placentaire, sont souvent le résultat d'un diagnostic et d'un traitement tardifs. Pour les femmes enceintes, reconnaître rapidement les symptômes de la thrombose veineuse et intervenir précocement permet de réduire ces complications, garantissant ainsi la sécurité de la mère et de l'enfant.

Section II : Signes cliniques

L'évaluation des signes de thrombose veineuse profonde (TVP) pendant la grossesse est cruciale. En raison des changements physiologiques liés à la grossesse, de nombreux signes associés à la thrombose peuvent être confondus avec des modifications normales de la grossesse. Une identification précise de ces signes est donc essentielle pour détecter et traiter précocement une TVP. Cette section aborde en détail les signes cliniques fréquents de la TVP pendant la grossesse et explique comment les reconnaître avec précision en pratique clinique.

I. Signes locaux

La thrombose veineuse profonde pendant la grossesse se manifeste souvent par des signes locaux au niveau des membres inférieurs ou d'autres zones affectées, liés à une obstruction du retour veineux, une stase sanguine et une réaction inflammatoire locale.

1. Œdème des membres

L'œdème des membres est l'un des signes les plus courants, en particulier au niveau des membres inférieurs. L'obstruction du retour veineux due à la thrombose entraîne une accumulation de liquide dans la zone affectée, provoquant un gonflement. Cet œdème se présente généralement comme une augmentation unilatérale et marquée du volume du membre, aggravée après une station debout prolongée ou une activité physique. Contrairement à l'œdème physiologique normal de la grossesse, l'œdème lié à une thrombose s'accompagne souvent de douleurs et s'atténue difficilement après le repos.

2. Douleur à la pression locale

Une douleur à la pression peut apparaître au niveau de la zone touchée par la thrombose. Elle est particulièrement notable dans les veines profondes des mollets et des cuisses, où une pression peut provoquer une douleur marquée. La localisation de cette douleur correspond généralement à la zone de formation du caillot et ne disparaît pas avec un changement de position. Bien que les femmes enceintes ressentent parfois une gêne légère dans les membres inférieurs, la douleur associée à une TVP est généralement plus intense, surtout lorsqu'on touche les zones correspondant au réseau veineux.

3. Changements de couleur de la peau et augmentation de la température locale

La formation de caillots dans les veines profondes peut provoquer une modification de la couleur de la peau, qui peut devenir rougeâtre ou violacée, particulièrement autour de la zone affectée. La stase sanguine et la congestion veineuse entraînent une hyperémie locale, modifiant l'apparence de la peau. De plus, la température de la peau au niveau de la zone touchée peut être élevée, en raison de la réaction inflammatoire et de la congestion sanguine.

II. Signes généraux

Outre les signes locaux, une TVP pendant la grossesse peut parfois entraîner des signes systémiques. Leur apparition indique une gravité accrue de la maladie, notamment lorsque des complications telles qu'une embolie pulmonaire surviennent.

1. Augmentation de la fréquence cardiaque

Une tachycardie est un signe systémique fréquent de TVP, surtout en cas de réaction inflammatoire ou d'embolie pulmonaire. L'obstruction du retour veineux provoque des modifications hémodynamiques qui augmentent la charge cardiaque, se traduisant par une accélération du rythme cardiaque. Bien que la fréquence cardiaque puisse être légèrement augmentée pendant une grossesse normale, une tachycardie notable associée à d'autres signes cliniques doit alerter sur une possible complication thrombotique.

2. Dyspnée

La dyspnée est un symptôme courant en cas d'embolie pulmonaire. Lorsque le caillot migre dans la circulation pulmonaire et obstrue les vaisseaux pulmonaires, la patiente peut ressentir une difficulté respiratoire marquée. Bien que la fréquence respiratoire puisse être légèrement accélérée pendant la grossesse pour des raisons physiologiques, une dyspnée significative accompagnée de douleurs thoraciques ou d'autres symptômes doit faire suspecter une embolie pulmonaire.

3. Fièvre

Une réaction inflammatoire causée par une TVP peut entraîner une légère fièvre, généralement inférieure à 38 °C, accompagnée d'un œdème, de douleurs à la pression et d'autres signes locaux. Cette fièvre modérée est souvent due à une phlébite locale. En présence de symptômes marqués tels qu'une gêne et un gonflement des membres inférieurs, la possibilité d'une thrombose doit être envisagée.

III. Signes liés aux changements de position

Les signes de thrombose veineuse profonde (TVP) pendant la grossesse sont souvent étroitement liés aux changements de position. Ces modifications posturales peuvent influencer l'hémodynamique associée au caillot, entraînant différents symptômes.

1. Aggravation après une station debout prolongée ou immobile

Lorsque les femmes enceintes restent debout ou immobiles pendant une longue période, le retour veineux des membres inférieurs peut être entravé, ce qui aggrave le gonflement au niveau du site thrombotique. Cela est particulièrement vrai en fin de grossesse, lorsque l'utérus exerce une pression accrue sur la veine cave inférieure, entravant davantage le flux sanguin veineux. Dans ces situations, l'œdème et la douleur à la pression deviennent plus marqués, et les symptômes s'aggravent après une station debout ou une activité physique prolongée. Bien que le repos ou l'élévation des jambes puisse apporter un soulagement temporaire, les symptômes ne disparaissent pas complètement.

2. Obstruction du flux sanguin en position allongée

Chez les femmes enceintes en position allongée, l'utérus élargi peut comprimer la veine cave inférieure, entraînant une obstruction du retour veineux. Cette congestion sanguine dans le membre affecté peut aggraver le gonflement et la sensation de douleur. Ce phénomène est particulièrement marqué en fin de grossesse, lorsque la compression veineuse devient plus prononcée. Dans ces conditions, les femmes enceintes peuvent ressentir une lourdeur accrue et un inconfort dans les membres inférieurs, tandis que les changements de position aggravent le gonflement et la douleur.

IV. Signes spécifiques

Outre les signes communs, la TVP peut, dans certains cas, s'accompagner de signes spécifiques qui aident à identifier précocement la présence d'un caillot en milieu clinique.

1. Signe de Homans

Le signe de Homans consiste à demander au patient de fléchir le pied dorsalement et à observer si cela provoque une douleur au mollet. Une douleur marquée lors de cette manœuvre est souvent un indicateur d'une TVP dans les veines profondes du membre inférieur. Cependant, l'exactitude de ce signe est limitée pendant la grossesse, car les changements physiologiques, notamment en fin de grossesse, peuvent provoquer un inconfort léger au niveau des pieds, même en l'absence de thrombose. Ainsi, un résultat positif au test de Homans n'indique pas toujours la présence d'une TVP.

2. Signe de Lovenberg

Le signe de Lovenberg est testé en appliquant une pression à l'aide d'un brassard de tensiomètre sur le mollet pour vérifier si cela provoque une douleur. Une douleur importante après l'application de la pression est un indicateur potentiel de TVP. Ce test est souvent utilisé pour évaluer la possibilité d'une thrombose veineuse profonde dans les membres inférieurs. Cependant, les changements physiologiques liés aux tissus mous et aux vaisseaux pendant la grossesse peuvent altérer la sensibilité et la spécificité de ce signe.

3. Signe de Trousseau

Le signe de Trousseau est généralement associé à des épisodes thrombotiques récurrents, particulièrement dans le contexte de l'état d'hypercoagulabilité observé pendant la grossesse. La formation récurrente de caillots est un signe clinique notable. Bien que ce signe soit rare pendant la grossesse, il peut indiquer une TVP chez les femmes enceintes à haut risque, notamment celles ayant des antécédents familiaux de troubles thrombotiques ou d'autres facteurs de risque importants.

Grâce à une observation détaillée de ces signes, combinée à la prise en compte des particularités physiologiques de la grossesse, les cliniciens peuvent identifier efficacement les TVP et fournir une base solide pour un diagnostic et un traitement ultérieur.

SECTION III : CLASSIFICATIONS

La thrombose veineuse profonde (TVP) pendant la grossesse est une affection complexe qui survient au cours de la période de grossesse et du post-partum. Elle peut être classée en fonction de son emplacement, de sa gravité et des complications associées. Cette classification aide les cliniciens à évaluer plus précisément la situation et à adapter le traitement au cas par cas. En raison des modifications physiologiques et des mécanismes particuliers de formation des thromboses chez les femmes enceintes, le système de classification de la TVP pendant la grossesse diffère de celui des périodes non gravides. Cette section analysera les classifications courantes de la TVP pendant la grossesse sous différents angles.

I. CLASSIFICATION SELON LA LOCALISATION DE LA THROMBOSE

En fonction de l’emplacement dans le système veineux, la TVP pendant la grossesse peut être divisée en plusieurs types :

1. Thrombose veineuse superficielle

La thrombose veineuse superficielle se produit généralement dans les veines superficielles sous-cutanées. Bien qu’elle soit relativement courante, elle reste moins grave. Chez les femmes enceintes, les modifications hormonales entraînent une diminution de l’élasticité des parois veineuses, favorisant ainsi la formation de thromboses superficielles. Ce type de thrombose affecte principalement les veines superficielles des membres inférieurs, se manifestant par un gonflement localisé, une chaleur, une rougeur et une douleur modérée. Elle présente un bon pronostic, mais si elle n’est pas reconnue à temps, elle peut évoluer en thrombose veineuse profonde.

1. Thrombose veineuse profonde

La thrombose veineuse profonde est une forme plus grave, affectant principalement le système veineux profond des membres inférieurs. Elle résulte souvent de l'obstruction du retour veineux combinée à un état d'hypercoagulabilité. Cette thrombose provoque une congestion locale, un gonflement et une douleur à la pression, et, si elle n'est pas traitée rapidement, peut entraîner des complications graves comme l'embolie pulmonaire. Les sites fréquents incluent les veines iliaques, fémorales et poplitées.

2. Thrombose veineuse pelvienne

Les thromboses veineuses pelviennes pendant la grossesse sont relativement rares, mais leur incidence augmente en cas de grossesse tardive ou de situation à haut risque après l'accouchement. L'utérus agrandi peut comprimer la veine cave inférieure et les veines iliaques, ce qui peut entraîner une obstruction du retour sanguin dans les veines pelviennes, formant ainsi des caillots. Ces thromboses sont souvent accompagnées de douleurs dans la région lombosacrée, et en raison de la similarité avec les symptômes d'autres pathologies abdominales, elles peuvent être mal diagnostiquées. Le diagnostic et le traitement des thromboses veineuses pelviennes sont complexes et nécessitent de prendre en compte la période de grossesse et les symptômes de la patiente.

II. Classification selon les complications associées

La thrombose veineuse profonde (TVP) pendant la grossesse n'est pas seulement un problème localisé de la circulation sanguine, mais peut également entraîner de graves complications systémiques. En fonction des complications qu'elle provoque, la TVP pendant la grossesse peut être divisée en plusieurs types.

1. Type embolie pulmonaire

L'embolie pulmonaire est l'une des complications les plus graves de la thrombose veineuse profonde (TVP) pendant la grossesse. Après la formation du caillot, une partie de celui-ci peut se détacher et, transportée par le flux sanguin, pénétrer dans l'artère pulmonaire, obstruant les vaisseaux pulmonaires et provoquant une embolie pulmonaire aiguë. Les femmes enceintes présentent un risque accru d'embolie pulmonaire en raison des changements physiologiques dans leur corps (comme l'augmentation du volume sanguin et du débit cardiaque) ainsi que de l'état hypercoagulable pendant la grossesse. Les symptômes de l'embolie pulmonaire incluent une dyspnée aiguë, des douleurs thoraciques, une accélération du rythme cardiaque et une hypotension. Si elle n'est pas traitée rapidement, elle peut entraîner des conséquences graves, voire la mort.

2. Type insuffisance veineuse chronique

Après la formation d'une thrombose veineuse profonde (TVP), si le traitement n'est pas administré rapidement ou si le caillot n'est pas complètement dissous, cela peut entraîner des lésions des valves veineuses, évoluant finalement en insuffisance veineuse chronique. Ce type de TVP est plus fréquent en fin de grossesse ou en début de post-partum. L'insuffisance veineuse chronique se manifeste par un gonflement persistant des membres inférieurs, des douleurs, une pigmentation cutanée et des varices, et dans les cas graves, peut entraîner la formation d'ulcères. Les patientes atteintes de cette affection nécessitent généralement un traitement à long terme.

3. Type thrombose veineuse profonde aiguë

La thrombose veineuse profonde aiguë est une thrombose veineuse qui survient soudainement pendant la grossesse, généralement accompagnée d'un gonflement localisé, de douleurs et de troubles fonctionnels évidents. La TVP aiguë peut rapidement évoluer vers une embolie pulmonaire, en particulier lorsque le caillot est de grande taille. En raison de la gravité des symptômes pendant la phase aiguë, il est nécessaire d'utiliser rapidement des anticoagulants, et en cas de risque d'embolie pulmonaire, un traitement de dissolution du caillot peut être requis.

III. Classification selon le moment de la formation du caillot

En fonction du moment de la formation du caillot, la thrombose veineuse profonde (TVP) pendant la grossesse peut également être divisée en différents types. Le moment de la formation du caillot pendant la grossesse influence généralement le déroulement de la maladie et la stratégie thérapeutique.

1. TVP pendant la grossesse

La TVP pendant la grossesse survient généralement au cours du deuxième et surtout du troisième trimestre de la grossesse. À la fin de la grossesse, avec la croissance du fœtus, l'utérus comprime la veine cave inférieure, entraînant une obstruction du retour veineux des membres inférieurs, ce qui augmente considérablement le risque de formation de TVP. La TVP pendant la grossesse est souvent étroitement liée à l'état hypercoagulable, à la stagnation du flux sanguin et aux lésions vasculaires. Lors du diagnostic de TVP pendant la grossesse, il est essentiel d'évaluer rapidement les facteurs de risque de la patiente et de lui administrer un traitement anticoagulant approprié.

2. TVP post-partum

La TVP post-partum survient généralement dans les six semaines suivant l'accouchement. Pendant l'accouchement, en particulier lors de césariennes ou d'accouchements difficiles, des lésions de l'endothélium vasculaire peuvent se produire, augmentant ainsi le risque de formation de caillots veineux profonds. L'état hypercoagulable persiste chez les femmes post-partum, et le fait de rester allongée pendant une longue période pendant l'accouchement entraîne une mauvaise circulation sanguine, favorisant ainsi la formation de caillots. Les symptômes et signes de la TVP post-partum peuvent être similaires à ceux de la grossesse, mais en raison de leur spécificité temporelle, les stratégies de traitement peuvent être différentes.

IV. CLASSIFICATION SELON LA GRAVITÉ DU CAILLOT

La TVP pendant la grossesse peut être classée en légère, modérée et sévère, en fonction de la gravité de la thrombose. Cette classification dépend généralement de la taille du caillot, de l'étendue des veines affectées et de la sévérité des symptômes.

1. TVP légère

La TVP légère fait référence à un caillot de petite taille, impliquant une ou quelques veines. Cette forme de TVP ne provoque généralement pas de complications graves, telles que l'embolie pulmonaire, et les symptômes sont relativement légers, principalement un léger gonflement, des douleurs localisées et de l'inconfort. Pour la TVP légère, un traitement anticoagulant est généralement administré, et un suivi post-partum est effectué.

2. TVP modérée

La TVP modérée concerne un caillot de taille moyenne, impliquant plusieurs systèmes veineux, ce qui peut entraîner un gonflement et des douleurs évidents, voire des troubles fonctionnels légers. Les patientes souffrant de TVP modérée nécessitent un suivi plus étroit et un traitement, généralement sous forme d'anticoagulants, avec une éventuelle prise en charge par thrombolyse pour prévenir l'extension du caillot et l'apparition de complications.

3. TVP sévère

La TVP sévère se caractérise par un caillot de grande taille, impliquant généralement plusieurs systèmes veineux profonds, et pouvant déjà avoir entraîné des complications graves telles qu'une embolie pulmonaire. Les patients présentant cette forme de TVP manifestent des symptômes aigus et leur état est grave, nécessitant un traitement anticoagulant immédiat, ainsi que des interventions possibles de thrombolyse, d'interventions endovasculaires ou de chirurgie. Le traitement des cas graves de TVP nécessite une collaboration interdisciplinaire et un suivi strict de l'évolution du caillot.

V. Bilan

Le système de classification de la thrombose veineuse profonde pendant la grossesse fournit aux cliniciens des bases de diagnostic claires et une approche thérapeutique bien définie. Grâce à la combinaison de différentes classifications, les médecins peuvent évaluer plus précisément la gravité de la maladie, choisir des traitements adaptés et réduire les complications associées aux caillots. La classification de la TVP pendant la grossesse prend en compte non seulement la localisation du caillot, mais aussi les complications qu'il entraîne, le moment de son apparition et la gravité de la maladie. Dans la pratique clinique, une classification détaillée et une stratégie de traitement individualisée sont essentielles pour la gestion de la TVP pendant la grossesse.

Section IV : Points clés du diagnostic

Le diagnostic de la thrombose veineuse profonde (TVP) pendant la grossesse est une tâche complexe et multidisciplinaire. En raison des particularités physiologiques et pathologiques de la grossesse, le diagnostic nécessite une observation clinique minutieuse, complétée par des examens de laboratoire et d'imagerie. Cette section détaillera les points clés du diagnostic de la TVP pendant la grossesse, couvrant l'identification des symptômes cliniques, les points focaux de l'examen physique, l'application des tests de laboratoire, les examens d'imagerie principaux et les stratégies de diagnostic différentiel.

I. Identification des symptômes cliniques

Les symptômes cliniques de la TVP pendant la grossesse peuvent être masqués par les changements physiologiques normaux liés à la grossesse. Il est donc essentiel d'identifier rapidement les anomalies.

1. Gonflement unilatéral des membres

Le gonflement unilatéral de la jambe est l'un des symptômes les plus courants de la TVP pendant la grossesse, généralement causé par l'obstruction du retour veineux profond. Il est important de porter une attention particulière à l'étendue et à la localisation du gonflement, comme au niveau du mollet ou de la partie supérieure de la cuisse, ce qui peut indiquer la taille et la localisation du caillot. Par exemple, un caillot dans la veine iliaque peut entraîner un gonflement significatif de l'ensemble du membre inférieur. Les médecins doivent être particulièrement sensibles à la soudaineté et à la progression du gonflement, tout en différenciant les œdèmes symétriques normaux pendant la grossesse.

2. Douleur locale

Les patientes signalent souvent des douleurs dans les membres inférieurs, surtout lorsqu'elles sont en position debout ou marchent. Cette douleur est généralement le résultat de l'augmentation de la pression dans les veines profondes et de l'inflammation locale. Lors de l'anamnèse, les médecins doivent interroger sur la durée de la douleur, ses facteurs déclencheurs et soulageants, et l'analyser en fonction d'autres signes cliniques.

3. Changements anormaux de la peau

Les membres affectés peuvent présenter une augmentation de la température cutanée, une rougeur ou une coloration violacée, causées par la stagnation sanguine liée au caillot. Il convient de noter que certains changements cutanés normaux pendant la grossesse, tels que l'hyperpigmentation, peuvent interférer avec l'observation, nécessitant une évaluation globale tenant compte de l'anamnèse et d'autres signes cliniques.

II. Points focaux de l'examen physique

L'examen physique est fondamental pour le diagnostic de la TVP pendant la grossesse. En raison des particularités de la grossesse, les méthodes d'examen doivent être adaptées.

1. Mesure de la circonférence des membres inférieurs

Comparer les circonférences des deux jambes peut aider à évaluer la gravité du gonflement. Il est recommandé de mesurer la différence de circonférence à 10 cm au-dessus de la rotule et à 10 cm au-dessus de la cheville. Si la différence dépasse 3 cm, surtout en cas de gonflement unilatéral marqué, la TVP doit être fortement suspectée. De plus, il est essentiel de veiller à ne pas appliquer une pression excessive afin de ne pas causer d'inconfort à la patiente enceinte.

2. Examen de la douleur à la palpation des veines

La douleur à la palpation le long des veines est un signe courant de la TVP, en particulier au niveau des veines poplitée et fémorale. La localisation de la douleur peut indiquer la position du caillot, et il est important de vérifier la présence éventuelle d'œdème sous-cutané ou de dilatation des veines superficielles, qui peuvent fournir des indices pour le diagnostic.

3. Observation de la dilatation des veines superficielles

En raison de l'obstruction du retour veineux profond, les veines superficielles peuvent se dilater de manière compensatoire. Les médecins peuvent observer une dilatation des veines superficielles dans la partie interne du mollet, autour du genou ou sur la cuisse. Lorsqu'il y a une dilatation soudaine de ces veines superficielles accompagnée de douleur, particulièrement dans le cadre de varices, cela nécessite une attention particulière.

III. RÔLE COMPLÉMENTAIRE DES TESTS DE LABORATOIRE

Les tests de laboratoire soutiennent le diagnostic de la TVP, bien que les particularités physiologiques de la grossesse puissent limiter la spécificité de certains marqueurs. Cependant, leur combinaison avec les symptômes cliniques reste très utile.

1. Test des D-dimères

Les niveaux de D-dimères sont généralement élevés pendant la grossesse, ce qui limite leur valeur diagnostique pour la TVP. Cependant, si le taux est nettement supérieur à la plage normale pour la grossesse et est cohérent avec les symptômes cliniques, il faut en tenir compte. La surveillance continue des variations des D-dimères peut fournir des informations utiles pour évaluer l'évolution de la maladie.

2. Tests de la fonction de coagulation

Les tests de coagulation incluent le temps de prothrombine (PT), le temps de thromboplastine partielle activée (APTT) et le niveau de fibrinogène. Les femmes enceintes sont généralement dans un état hypercoagulable, mais des anomalies marquées (comme un PT raccourci ou un fibrinogène élevé) suggèrent une activation du système de coagulation, nécessitant des examens d'imagerie pour confirmer le diagnostic.

3. Suivi des marqueurs inflammatoires

Des niveaux élevés de la protéine C-réactive (CRP) ou de la vitesse de sédimentation des érythrocytes (VS) peuvent indiquer une réponse inflammatoire liée à la thrombose. Bien que les marqueurs inflammatoires aient une spécificité limitée, ils sont utiles pour exclure des causes infectieuses et fournissent des informations supplémentaires.

IV. Rôle central des examens d'imagerie

Les examens d'imagerie sont la "mesure phare" pour le diagnostic de la TVP, notamment lorsque les symptômes cliniques sont atypiques pendant la grossesse.

1. Échographie Doppler couleur

L'échographie Doppler est l'examen de choix pour diagnostiquer la TVP pendant la grossesse. Elle permet de visualiser les anomalies d'écho dans les veines, l'obstruction du flux sanguin et les modifications de l'épaisseur des parois veineuses, permettant ainsi de confirmer la présence et l'étendue du caillot. Pendant la grossesse, l'augmentation de la taille de l'utérus peut affecter la visibilité des veines iliaques, et les médecins doivent avoir une expérience approfondie pour examiner ces zones spécifiques.

2. Phlébographie par résonance magnétique (MRV)

La MRV joue un rôle important dans l'évaluation des caillots veineux profonds dans la région pelvienne. Son absence de radiation est particulièrement adaptée aux patientes enceintes, offrant des images précises en trois dimensions des structures vasculaires, utiles pour évaluer des situations spécifiques comme le syndrome de compression de la veine iliaque.

3. Phlébographie par tomodensitométrie (CTV)

Bien que la tomodensitométrie (CT) puisse augmenter l'exposition aux radiations, elle est rapide et efficace pour établir un diagnostic afin de prévenir une embolie pulmonaire. Lors de son utilisation pendant la grossesse, il est essentiel d'évaluer le risque de radiation pour le fœtus et de prendre les mesures de protection nécessaires.

V. Stratégies de diagnostic différentiel

Les symptômes et signes de la TVP pendant la grossesse peuvent se chevaucher avec diverses pathologies, ce qui rend un diagnostic différentiel précis essentiel pour éviter les erreurs de diagnostic.

1. Œdème de grossesse

L'œdème physiologique courant en fin de grossesse se manifeste généralement par un gonflement symétrique des deux jambes, avec une dépression rapide après compression. En revanche, la TVP tend à provoquer un gonflement unilatéral, asymétrique et soudain, et la distinction entre les deux nécessite une confirmation par imagerie.

2. Cellulite

La rougeur, la chaleur et la douleur localisées associées à la cellulite peuvent ressembler à celles de la TVP, mais elles sont généralement accompagnées de symptômes systémiques, tels que de la fièvre ou un gonflement des ganglions lymphatiques. Les examens d'imagerie permettent d'éliminer efficacement la possibilité d'une atteinte veineuse profonde.

3. Lymphœdème

Le lymphœdème se manifeste généralement par un gonflement chronique et progressif, non douloureux, souvent accompagné du "signe des sillons des orteils" (gonflement lymphatique autour des orteils). Un examen clinique et des examens d'imagerie permettent de le différencier de la TVP.

4. Entorse musculaire ou myosite

Les lésions aiguës des muscles du mollet ou les maladies inflammatoires peuvent provoquer un gonflement localisé et des douleurs, mais elles ne sont pas liées à un changement du flux veineux. Les examens d'imagerie fournissent des preuves claires.

VI. Bilan

Le diagnostic de la TVP pendant la grossesse nécessite la prise en compte de preuves cliniques, biologiques et radiologiques afin de surmonter les interférences des changements physiologiques propres à la grossesse. Grâce à un processus de diagnostic systématique, il est possible de détecter et d'intervenir rapidement sur les anomalies, réduisant ainsi au maximum les risques de complications maternelles et fœtales.

SECTION V : COMPLICATIONS

La thrombose veineuse profonde (TVP) pendant la grossesse, si elle n'est pas diagnostiquée et traitée à temps, peut entraîner une série de complications graves pour la mère et le fœtus. Ces complications affectent non seulement directement la santé de la femme enceinte, mais peuvent également mettre en danger la sécurité du fœtus et causer des séquelles à long terme. Cette section examinera en détail les complications courantes de la TVP pendant la grossesse, incluant les principaux problèmes en phases aiguë et chronique, avec une analyse approfondie des mécanismes, des manifestations cliniques et des stratégies de prévention et de traitement.

I. COMPLICATIONS AIGUËS

5. Embolie pulmonaire (Pulmonary Embolism, PE)

L'embolie pulmonaire est la complication la plus grave de la TVP pendant la grossesse et l'une des principales causes de mortalité maternelle. Lorsque le thrombus se détache et migre vers le système artériel pulmonaire, il peut entraîner une obstruction aiguë des artères pulmonaires, provoquant une détresse respiratoire aiguë, voire le décès.

1) **Mécanisme** : L'état d'hypercoagulabilité et la lenteur du flux veineux pendant la grossesse constituent les conditions propices à la formation de thrombus. Une fois détaché, le thrombus suit le flux sanguin via la veine cave inférieure, l'oreillette droite et atteint les artères pulmonaires.

2) **Manifestations cliniques** : Apparition soudaine de douleurs thoraciques, dyspnée, tachycardie, avec des cas graves de choc hypovolémique ou hypotension. Des signes tels que l'hémoptysie et l'hypoxémie sont également fréquents.

3) **Stratégies de prévention et traitement** : Un diagnostic rapide par angioscanner pulmonaire ou scintigraphie ventilation-perfusion (V/Q) est essentiel. L'administration précoce d'héparine de bas poids moléculaire (HBPM) est cruciale. La mobilisation précoce et la gestion adéquate de la TVP réduisent considérablement le risque d'embolie pulmonaire.

6. Insuffisance de l'apport sanguin placentaire

La TVP pendant la grossesse peut diminuer la perfusion placentaire, causant une hypoxie fœtale ou un retard de croissance intra-utérin (RCIU).

1) **Mécanisme** : Les altérations hémodynamiques causées par la TVP, en particulier lorsque des thromboses iliaques provoquent une obstruction du retour veineux pelvien, peuvent affecter indirectement la perfusion placentaire.

2) **Manifestations cliniques** : Les paramètres de croissance fœtale inférieurs aux normes constituent des signaux fréquents, tels qu'indiqués par l'échographie, avec un diamètre bipariétal et une longueur fémorale réduits, accompagnés éventuellement d'une diminution du volume de liquide amniotique ou d'une calcification prématurée du placenta.

3) **Stratégies de prévention et traitement**: Surveillance régulière des paramètres fœtaux, du rythme cardiaque et de la fonction placentaire, avec intensification du traitement anticoagulant si nécessaire.

7. Augmentation du risque hémorragique

L'association de la TVP et des traitements anticoagulants peut augmenter significativement le risque d'hémorragies, en particulier en période périnatale.

1) **Mécanisme** : Les anticoagulants (comme l'héparine ou les anticoagulants oraux récents) inhibent la coagulation normale. Les modifications hémodynamiques en fin de grossesse fragilisent davantage les vaisseaux.

2) **Manifestations cliniques** : La femme enceinte peut présenter des saignements des gencives, des ecchymoses sous-cutanées, et lors de l'accouchement, un risque d'hémorragie postpartum (HPP) peut survenir. Dans les cas graves, une transfusion sanguine ou une intervention chirurgicale peut être nécessaire.

3) **Stratégies de prévention et traitement** : À la fin de la grossesse, il est essentiel d'évaluer rigoureusement les risques et les bénéfices du traitement anticoagulant. Il est recommandé d'interrompre temporairement l'utilisation des anticoagulants peu avant l'accouchement afin de prévenir les hémorragies majeures peropératoires et postopératoires.

II. Complications chroniques

1. Insuffisance veineuse chronique liée à la grossesse

La TVP peut entraîner des lésions des valves veineuses, conduisant à une insuffisance veineuse chronique (IVC).

1) **Mécanisme** : Après la résolution du thrombus, certaines valves veineuses subissent des dommages irréversibles, entraînant une stase veineuse persistante, aggravée par la compression des veines des membres inférieurs par l'utérus en croissance.

2) **Manifestations cliniques** : Sensation de jambes lourdes, œdèmes persistants, hyperpigmentation cutanée, démangeaisons, voire ulcères veineux.

3) **Stratégies de prévention et traitement** : Utilisation de bas de contention, élévation des jambes, reprise précoce d'une activité légère après l'accouchement, et suivi régulier des fonctions veineuses.

2. Infertilité secondaire après la grossesse

Une thrombose veineuse pelvienne peut perturber le flux sanguin dans la région pelvienne, augmentant le risque d'infertilité secondaire.

1) **Mécanisme** : Les thromboses iliaques ou ovariennes peuvent provoquer un syndrome de congestion pelvienne, altérant la vascularisation ovarienne et endométriale, et affectant l'implantation de l'embryon.

2) **Manifestations cliniques** : Cycles menstruels irréguliers, saignements vaginaux anormaux, ou infertilité prolongée.

3) **Stratégies de prévention et traitement** : Une évaluation approfondie par échographie et examens hémodynamiques est nécessaire. Des traitements hormonaux ou des interventions chirurgicales peuvent être envisagés.

III. Séquelles à long terme pour la mère et le nouveau-né

1. Problèmes psychologiques maternels

La gestion de la TVP et de ses complications peut avoir un impact psychologique durable sur les femmes enceintes.

1) **Mécanisme** : Les restrictions physiques, les effets secondaires des anticoagulants, et les inquiétudes liées à la santé fœtale peuvent entraîner anxiété et dépression.

2) **Manifestations cliniques** : Humeur dépressive, troubles du sommeil, diminution de la concentration.

3) **Stratégies de prévention et traitement** : Soutien psychologique, éducation prénatale et intervention professionnelle au besoin.

2. Problèmes de santé néonatals

Les complications liées à la TVP peuvent causer prématurité, faible poids de naissance ou décès néonatal.

1) **Mécanisme** : L'insuffisance placentaire ou les anomalies hémodynamiques maternelles sont les principales causes. De plus, une naissance prématurée peut entraîner un syndrome de détresse respiratoire néonatale ou d'autres complications.

2) **Manifestations cliniques** : Nouveau-nés présentant un poids insuffisant, jaunisse sévère ou retard de développement neurologique. Le taux de survie et l'état de santé à long terme des nouveau-nés prématurés sont étroitement liés aux troubles de la fonction placentaire associés à la TVP.

3) **Stratégies de prévention et traitement** : Dépistage précoce, surveillance périnatale renforcée, et accouchement à un moment approprié pour réduire les issues défavorables.

Les complications de la TVP pendant la grossesse touchent de nombreux aspects et représentent une menace importante pour la santé de la mère et de l'enfant. Les cliniciens doivent avoir une compréhension claire des complications aux stades aigu et chronique, et adopter des stratégies de gestion personnalisées afin de minimiser les risques et de garantir la sécurité de la mère et du bébé.

Chapitre 3
Examens Complémentaires

En tant qu'élément central dans le diagnostic et le traitement de la TVP pendant la grossesse, les examens complémentaires permettent un diagnostic précoce, une évaluation de la gravité et un suivi thérapeutique, influençant directement les décisions cliniques et les résultats du traitement. Ce chapitre vise à présenter de manière systématique les techniques d'examens complémentaires pour la TVP pendant la grossesse ainsi que leur importance clinique, fournissant ainsi une base scientifique pour l'élaboration des stratégies diagnostiques et thérapeutiques. Les changements physiologiques spécifiques à la grossesse limitent parfois l'efficacité des méthodes de diagnostic traditionnelles. Par conséquent, une évaluation intégrée basée sur des techniques d'imagerie avancées et des analyses de laboratoire s'avère essentielle. Les examens d'imagerie, tels que l'échographie Doppler, la tomodensitométrie veineuse (CTV) et l'imagerie par résonance magnétique veineuse (MRV), jouent un rôle irremplaçable dans la localisation des thromboses, l'évaluation de leur étendue et l'analyse des flux sanguins. Parallèlement, les analyses de laboratoire, notamment la mesure des D-dimères, du fibrinogène et d'autres marqueurs hématologiques, offrent une perspective moléculaire sur la coagulation et l'inflammation, aidant ainsi à identifier les causes sous-jacentes et à guider l'anticoagulation. Les examens complémentaires pour la TVP pendant la grossesse doivent équilibrer précision diagnostique et sécurité materno-fœtale. En particulier, le choix des méthodes d'imagerie doit minimiser l'exposition aux radiations tout en garantissant des résultats fiables. Ce chapitre détaille les indications, avantages et limites de chaque méthode d'examen, tout en explorant l'interprétation des résultats et leur application clinique.

SECTION I : ÉCHOGRAPHIE

L'échographie est l'outil d'imagerie de choix pour le diagnostic de la TVP pendant la grossesse. Sa nature non invasive, sa sécurité et l'absence totale de radiation en font l'option privilégiée en clinique.

Cette section abordera de manière approfondie les indications, les caractéristiques techniques, les méthodes d'évaluation et l'interprétation des résultats de l'échographie, en explorant également son application auprès de populations spécifiques pendant la grossesse.

I. INDICATIONS ET PRIORITÉS DE L'ÉCHOGRAPHIE

1. Dépistage des groupes à risque élevé de TVP pendant la grossesse

L'échographie convient aux femmes enceintes présentant des facteurs de risque élevés de thrombose, tels qu'un antécédent de TVP, des troubles thrombophiliques héréditaires ou des varices sévères. Chez ces populations, l'échographie peut détecter précocement la présence de thromboses et permettre une intervention rapide. En particulier, pour les patientes présentant un œdème inexpliqué des membres, des douleurs localisées ou une aggravation des varices superficielles, l'échographie offre une sensibilité et une spécificité élevées.

2. Diagnostic des cas suspects de TVP aiguë

Les symptômes de la TVP aiguë peuvent être masqués par d'autres inconforts liés à la grossesse. Ainsi, chez les cas suspects, une échographie rapide peut identifier efficacement les thromboses intraluminales et en préciser l'étendue. Elle s'avère particulièrement utile pour évaluer les zones de la veine iliofémorale et poplitée, où elle montre une valeur clinique exceptionnelle.

II. CARACTÉRISTIQUES TECHNIQUES ET SPÉCIFICITÉS LIÉES À LA GROSSESSE

1. Absence de radiation et sécurité élevée

Contrairement aux rayons X ou à la tomodensitométrie, l'échographie n'expose ni la mère ni le fœtus aux radiations ionisantes, ce qui en fait la méthode d'imagerie la plus sûre pendant la grossesse. Cela est particulièrement important au cours du deuxième et du troisième trimestre, lorsque la sensibilité du fœtus aux radiations est accrue.

2. Évaluation dynamique en temps réel

L'échographie permet une visualisation en temps réel des flux sanguins, de l'activité thrombotique et des modifications des tissus environnants. Grâce à la technologie Doppler couleur, elle offre une observation claire des interruptions, affaiblissements ou inversions du flux sanguin, confirmant ainsi la présence de thromboses.

3. Limites dans l'exploration des veines profondes

Pendant la grossesse, l'utérus élargi peut comprimer les veines profondes du bassin et de l'abdomen, limitant l'efficacité de l'échographie pour évaluer le flux dans les veines iliaques et la veine cave inférieure. Dans de tels cas, d'autres modalités, telles que l'imagerie par résonance magnétique veineuse (MRV), peuvent être nécessaires pour compléter l'évaluation.

III. MÉTHODES D'ÉVALUATION ÉCHOGRAPHIQUE ET PROCÉDURES SPÉCIFIQUES

1. Test de compression veineuse

Le test de compression veineuse constitue la méthode centrale pour le diagnostic échographique de la TVP. Au cours de l'examen, la sonde exerce une pression progressive sur les veines pour observer leur capacité à se comprimer complètement. Normalement, la lumière veineuse doit se fermer entièrement sous l'effet de la pression. Une compression limitée ou l'incapacité complète à comprimer la veine indique la présence d'un thrombus.

2. Imagerie Doppler couleur

L'imagerie Doppler couleur permet de visualiser directement la vitesse et la direction du flux sanguin dans les veines, révélant l'impact du thrombus sur la circulation sanguine. En cas d'obstruction par un thrombus, elle montre une interruption du flux sanguin ou une réduction significative de la vitesse, accompagnée d'anomalies des signaux de couleur.

3. Doppler pulsé

La technologie Doppler pulsé permet d'analyser quantitativement la vitesse du flux sanguin et les caractéristiques spectrales, aidant à distinguer entre les obstructions thrombotiques partielles et complètes. Cette méthode est particulièrement utile pour évaluer les flux dans des zones comme la veine poplitée et la veine fémorale.

4. Méthodes spécifiques pour l'évaluation des veines iliaques

L'examen échographique des veines iliaques est complexe en raison de leur localisation anatomique profonde. Pour les cas suspectés de thrombose iliaque, une exploration par échographie abdominale combinée à une observation indirecte des dynamiques du flux pelvien peut être réalisée pour affiner le diagnostic.

IV. Manifestations typiques des résultats échographiques

1. Caractéristiques des thrombus aigus

Les thrombus en phase aiguë apparaissent souvent sous forme de masses hypoechogènes ou isoéchogènes dans la lumière veineuse, avec des contours mal définis. L'imagerie Doppler peut montrer une interruption ou une diminution marquée du flux sanguin. Ces anomalies s'accompagnent souvent d'une dilatation veineuse et d'un épaississement modéré des parois vasculaires.

2. Caractéristiques des thrombus chroniques

Les thrombus chroniques se manifestent par des structures hyperéchogènes, souvent adhérentes aux parois veineuses, formant des cicatrices. La lumière veineuse peut apparaître rétrécie. Avec l'imagerie

Doppler, le signal de flux sanguin peut partiellement réapparaître, bien que des signes d'insuffisance veineuse persistent fréquemment.

3. Détection de thrombus asymptomatiques

Pendant la grossesse, certains thrombus peuvent ne présenter aucun symptôme apparent. Cependant, grâce à un dépistage échographique, des anomalies telles que des zones non échogènes ou hypoechogènes peuvent révéler la présence de thrombus asymptomatiques.

V. Avantages et limites de l'échographie

1. Avantages

L'échographie est économique, facile à réaliser et peut être effectuée au chevet du patient, répondant ainsi aux besoins spécifiques des femmes enceintes. De plus, elle offre une sensibilité extrêmement élevée pour la détection des thrombus situés sous la veine iliofémorale.

2. Limites

L'échographie peut présenter des zones d'ombre lors de l'évaluation du flux sanguin de la veine iliaque et de la veine cave inférieure, nécessitant une évaluation combinée avec d'autres techniques d'imagerie. De plus, la précision des résultats de l'examen dépend dans une certaine mesure de l'expérience de l'opérateur.

En tant qu'outil de diagnostic privilégié pour la TVP pendant la grossesse, l'échographie offre des avantages uniques, notamment sa sécurité, son caractère non invasif et sa capacité d'évaluation en temps réel. Dans la pratique clinique, une utilisation précise de cette méthode, combinée à des technologies multimodales, permet de détecter précocement les thromboses veineuses, d'en évaluer l'étendue et la nature, et de guider la personnalisation des traitements. À l'avenir, le développement de nouvelles technologies échographiques, telles que l'échographie 3D et l'analyse assistée par intelligence artificielle, promet d'améliorer encore les capacités diagnostiques et de contribuer à une prise en charge plus précise de la TVP pendant la grossesse.

SECTION II : D-DIMÈRE

Le D-dimère est un produit de dégradation de la fibrine, généré au cours de la formation de caillots sanguins et de la fibrinolyse. Les variations dynamiques du niveau de D-dimère pendant la grossesse en font un indicateur important pour le diagnostic et la gestion de la thrombose veineuse (TVP). Cette section aborde les changements physiologiques du D-dimère, sa signification clinique et son application dans le diagnostic de la TVP en grossesse.

I. CHANGEMENTS PHYSIOLOGIQUES DES NIVEAUX DE D-DIMÈRE PENDANT LA GROSSESSE

1. Augmentation progressive des niveaux de D-dimère pendant la grossesse

La grossesse est un état de haute coagulation. Avec l'avancement de la grossesse, les niveaux de fibrinogène sanguin augmentent progressivement, et les niveaux de D-dimères augmentent également en conséquence. Ce changement est une réaction physiologique normale et ne représente pas une thrombose pathologique. Les études montrent que, tôt dans la grossesse, les niveaux de D-dimère sont proches de ceux observés en dehors de la grossesse, tandis qu'à mi et fin de grossesse, ils augmentent progressivement, atteignant un pic après la 32e semaine de grossesse.

2. Tendance à la baisse des D-dimères après l'accouchement

Après l'accouchement, en raison du décollement placentaire et de l'activation du système de fibrinolyse post-partum, les niveaux de D-dimère peuvent augmenter brièvement, mais ils reviennent généralement à des niveaux normaux dans les 6 semaines suivant l'accouchement. Cette variation dynamique doit être prise en compte lors de l'évaluation clinique, afin d'éviter de confondre une élévation physiologique avec un état pathologique.

II. Détection et interprétation clinique des D-dimères

1. Choix de la méthode de détection

Les D-dimères sont principalement détectés par la méthode d'immunoturbidimétrie, l'ELISA (enzyme-linked immunosorbent assay) ou un test rapide sur sang total. Pour les patientes enceintes, il est recommandé d'utiliser des méthodes de détection à haute sensibilité afin d'augmenter le taux de détection des résultats positifs.

2. Ajustement de la plage de valeurs normales

Les valeurs normales de D-dimère pendant la grossesse diffèrent de celles en dehors de la grossesse, et une plage de valeurs non ajustée peut entraîner des résultats faussement positifs. Il est recommandé d'ajuster dynamiquement les valeurs de référence en fonction de l'avancée de la grossesse. Par exemple, au début de la grossesse, les valeurs normales de D-dimère sont généralement deux fois plus élevées que celles observées en dehors de la grossesse, et à mi et fin de grossesse, elles peuvent être jusqu'à quatre fois plus élevées, voire plus.

3. Facteurs influençant les résultats des tests

Plusieurs facteurs peuvent influencer le niveau de D-dimère, tels que la constitution physique de la patiente, des maladies associées comme une infection ou la prééclampsie, ainsi que des traitements médicamenteux comme l'utilisation d'héparine de bas poids moléculaire. Par conséquent, l'interprétation clinique doit prendre en compte d'autres indicateurs de laboratoire et des examens d'imagerie.

III. Application des D-dimères dans le diagnostic de la TVP en grossesse

1. D-dimère comme outil de diagnostic auxiliaire

La spécificité du diagnostic de la thrombose veineuse profonde (DVT) pendant la grossesse en se basant uniquement sur les D-dimères est faible, mais leur sensibilité est élevée, et leur valeur prédictive négative est importante. Pour les patientes chez lesquelles on suspecte une TVP, si le niveau de D-dimère est normal, la possibilité de thrombose est pratiquement exclue, mais un résultat positif nécessite des examens d'imagerie supplémentaires pour confirmer le diagnostic.

2. Importance de la surveillance dynamique

Pour les patientes à risque élevé, telles que celles ayant des antécédents de thrombose ou du syndrome des anticorps antiphospholipides, la surveillance dynamique des variations du D-dimère peut fournir des signaux d'alerte précoce pour la formation de caillots. Surtout en cas de symptômes atypiques, une élévation anormale du D-dimère peut suggérer qu'une évaluation par imagerie est nécessaire.

3. Évaluation intégrée avec d'autres indicateurs

Dans le diagnostic de la TVP en grossesse, le D-dimère doit être utilisé en complément d'autres indicateurs de laboratoire, tels que les complexes thrombine-antithrombine, ainsi que des manifestations cliniques, afin d'améliorer la précision et la spécificité du diagnostic.

IV. D-DIMÈRE ET SITUATIONS SPÉCIFIQUES PENDANT LA GROSSESSE

1. Prééclampsie et élévation des D-dimères

Chez les patientes enceintes atteintes de prééclampsie, les niveaux de D-dimère sont significativement plus élevés que dans une grossesse normale. Ce changement peut être lié à des lésions endothéliales microvasculaires et à une activité fibrinolytique accrue, mais cela n'indique pas nécessairement une formation de caillots. Lors du diagnostic différentiel, il est nécessaire de prendre en compte d'autres manifestations cliniques et résultats d'examen.

2. Décollement placentaire prématuré et variations dynamiques des D-dimères

Le décollement placentaire prématuré active de manière significative le système de coagulation et de fibrinolyse, entraînant une élévation rapide des D-dimères. Cette élévation présente une sensibilité diagnostique élevée, mais elle doit être confirmée par une échographie pour évaluer l'état du placenta.

3. Utilisation dans la surveillance du traitement anticoagulant

Pendant un traitement anticoagulant durant la grossesse, comme l'héparine de bas poids moléculaire, les variations dynamiques des niveaux de D-dimère peuvent être un indicateur important de l'efficacité du traitement. Chez les patientes dont le traitement est efficace, les niveaux de D-dimère diminuent progressivement. Si les niveaux restent élevés ou fluctuent de manière significative, cela peut indiquer un traitement insuffisant ou la présence d'autres conditions pathologiques.

V. Limites du test de D-dimère et perspectives futures

1. Limites

L'élévation physiologique des niveaux de D-dimère limite son utilisation spécifique dans le diagnostic de la TVP pendant la grossesse. De plus, l'hétérogénéité des méthodes de détection et des plages de valeurs normales peut entraîner des biais d'interprétation. Certaines complications de grossesse, telles que le diabète gestationnel ou des infections, peuvent également entraîner une élévation des D-dimères, augmentant ainsi le taux de faux positifs.

2. Perspectives de recherche futures

À mesure que les recherches avancent, les critères diagnostiques basés sur des modèles spécifiques à la grossesse pour les D-dimères devraient se perfectionner. En outre, la détection conjointe de nouveaux marqueurs, tels que l'endothéline-1, pourrait améliorer davantage la valeur diagnostique des D-dimères.

VI. Bilan

Les D-dimères jouent un rôle important dans le diagnostic de la TVP pendant la grossesse, en particulier dans le dépistage et la surveillance dynamique des patientes à haut risque, où ils montrent une sensibilité élevée. Cependant, en raison des changements physiologiques spécifiques à la grossesse, leur spécificité est limitée. En ajustant dynamiquement les plages de valeurs normales et en combinant leur évaluation avec d'autres indicateurs, la valeur diagnostique des D-dimères peut être maximisée. À l'avenir, les recherches sur les critères diagnostiques spécifiques à la grossesse fourniront une guidance plus précise pour l'application clinique des D-dimères.

SECTION III : CT (TOMODENSITOMÉTRIE)

La tomodensitométrie (CT), en raison de sa rapidité d'imagerie et de sa haute résolution, est un outil important dans le diagnostic de l'embolie veineuse thromboembolique (VTE). Bien que l'application du CT chez les patientes enceintes suscite des préoccupations en raison des risques liés aux radiations, dans certains cas, le CT demeure un moyen de diagnostic irremplaçable. Cette section détaillera les caractéristiques de l'application du CT pendant la grossesse, les précautions à prendre et sa valeur dans le diagnostic de la VTE.

I. CARACTÉRISTIQUES DE L'APPLICATION DU CT PENDANT LA GROSSESSE

1. Outil diagnostique efficace

Le CT fournit des images de coupe transversale à haute résolution et permet d'évaluer rapidement les poumons, les veines des membres inférieurs et d'autres structures anatomiques importantes. En cas d'urgence, la rapidité et la précision du CT sont particulièrement cruciales.

2. Angiographie pulmonaire par CT (CTPA) dans l'embolie pulmonaire pendant la grossesse

La CTPA est la norme pour l'évaluation de l'embolie pulmonaire. Grâce à la technique de scan avec contraste, la CTPA permet de visualiser clairement l'emplacement et l'étendue de l'embolie dans les artères pulmonaires. En cas de dyspnée aiguë ou de suspicion d'embolie pulmonaire pendant la grossesse, la CTPA est généralement l'examen radiologique privilégié.

II. Indications et contre-indications du CT pendant la grossesse

1. Indications

Le CT pendant la grossesse est principalement utilisé pour évaluer les patientes à haut risque présentant des symptômes aigus, en particulier lorsque d'autres méthodes ne permettent pas d'établir un diagnostic clair. Par exemple :

① Suspect d'embolie pulmonaire avec symptômes cliniques évidents.

② Thrombose veineuse profonde des membres inférieurs confirmée, mais avec un risque élevé de migration du caillot vers les poumons.

③ Complication grave des fonctions cardiaques et pulmonaires, nécessitant une exclusion rapide d'autres urgences, comme une dissection aortique ou un pneumothorax.

2. Contre-indications et précautions

En raison de l'exposition aux radiations et de son impact potentiel sur le fœtus, le CT ne doit être utilisé que lorsque le bénéfice clinique prévaut sur le risque. De plus, l'application de produits de contraste iodés chez les patientes enceintes doit être réalisée avec précaution, après avoir exclu tout antécédent allergique grave ou des troubles thyroïdiens.

III. Gestion des risques liés au CT pendant la grossesse

1. Impact potentiel des radiations sur le fœtus

La principale préoccupation concernant l'utilisation du CT pendant la grossesse est l'impact des radiations ionisantes sur le fœtus. Bien que les doses de radiation des appareils modernes aient considérablement diminué, une attention particulière est requise, surtout pendant le premier trimestre (semaines 8 à 15), en raison des risques potentiels pour le développement du système nerveux central du fœtus. En général, une dose de radiographie CT inférieure à 50 mGy représente un risque très faible pour le fœtus.

2. Mesures de protection contre les radiations

① Utiliser des écrans de plomb abdominaux pour minimiser l'exposition directe aux radiations du fœtus.

② Choisir, lorsque cela est possible, un mode de scan à faible dose.

③ Optimiser la zone de l'examen pour éviter des scans corporels inutiles.

3. Sécurité des agents de contraste

Les agents de contraste iodés sont généralement considérés comme relativement sûrs pour le fœtus, mais peuvent entraîner une hypothyroïdie transitoire chez le fœtus. Par conséquent, après l'utilisation d'un produit de contraste iodé, la fonction thyroïdienne de la mère et du nouveau-né doit être surveillée de manière dynamique.

IV. Rôle du CT dans le diagnostic de la VTE pendant la grossesse

1. Imagerie de l'embolie pulmonaire

La CTPA présente un avantage unique dans le diagnostic de l'embolie pulmonaire, car elle permet de visualiser clairement les défauts de remplissage dans les artères pulmonaires ou les interruptions du flux sanguin distal. Chez les patientes enceintes présentant une dyspnée aiguë, des douleurs thoraciques ou d'autres symptômes, la CTPA offre une sensibilité et une spécificité diagnostiques élevées.

2. Évaluation de la thrombose veineuse profonde des membres inférieurs

La phlébographie par CT peut être utilisée pour évaluer la thrombose veineuse profonde des membres inférieurs, en particulier chez les patientes dont les résultats échographiques sont incertains ou lorsqu'une évaluation précise de l'étendue du caillot est nécessaire. Comparée à la phlébographie traditionnelle, la phlébographie par CT (CTV) est non invasive et offre une efficacité diagnostique supérieure.

3. Évaluation complète des thromboses multiples

Certaines patientes enceintes peuvent présenter une thrombose multiple, comme une embolie pulmonaire associée à une thrombose veineuse profonde (DVT). Le CT permet une évaluation anatomique complète, facilitant le diagnostic global et la prise de décisions thérapeutiques.

V. Limites du CT pendant la grossesse et perspectives d'amélioration

1. Limites

- Le CT nécessite des mesures de protection contre les radiations, ce qui limite son application dans des situations particulières pendant la grossesse.
- Une dépendance excessive au CT peut augmenter le risque d'effets indésirables liés aux agents de contraste.
- Dans certains cas, la sensibilité du CT pour diagnostiquer la thrombose des veines superficielles des membres inférieurs peut être limitée.

2. Perspectives d'amélioration

- Promouvoir l'utilisation de la technologie CT à faible dose pour réduire davantage le risque de radiations.
- Développer des technologies d'imagerie non invasives et plus sensibles, comme l'analyse d'images CT assistée par intelligence artificielle.
- Renforcer la collaboration multidisciplinaire pour optimiser le processus d'examen radiologique des patientes enceintes.

VI. Bilan

Le CT est un outil diagnostique essentiel pour la VTE pendant la grossesse, grâce à sa rapidité et sa précision. Bien que les risques liés aux radiations doivent être soigneusement pris en compte, une utilisation raisonnable du CT dans les situations à haut risque peut améliorer considérablement la précision du diagnostic. En sélectionnant rigoureusement les indications et en prenant des mesures de protection efficaces, la sécurité et l'efficacité du CT pendant la grossesse peuvent être garanties.

SECTION IV : IRM (IMAGERIE PAR RÉSONANCE MAGNÉTIQUE)

L'IRM, grâce à son absence de radiation, sa haute résolution et sa capacité à bien visualiser les tissus mous, est devenue un outil important dans le diagnostic des thromboses veineuses profondes et des pathologies associées pendant la grossesse. Par rapport à d'autres examens d'imagerie, l'IRM présente des avantages et une applicabilité unique durant la grossesse. Cette section abordera la valeur de l'IRM, ses caractéristiques techniques, la gestion des risques pendant la grossesse et ses applications diagnostiques spécifiques.

I. CARACTÉRISTIQUES DE L'APPLICATION DE L'IRM PENDANT LA GROSSESSE

1. Absence de radiation

L'IRM utilise des champs magnétiques et des ondes radio pour l'imagerie, sans radiation ionisante, ce qui évite une exposition directe aux radiations pour le fœtus, ce qui la rend particulièrement adaptée aux patientes enceintes. Sa nature non invasive et sa haute sécurité en font un choix important pour l'évaluation des thromboses veineuses profondes et d'autres pathologies pendant la grossesse.

2. Haute résolution des tissus mous

L'IRM offre une résolution supérieure à celle du CT pour visualiser les lésions des tissus mous autour des thromboses veineuses. Elle fournit des informations en trois dimensions sur la formation des caillots et permet d'évaluer leur impact sur les structures anatomiques environnantes. Cela est particulièrement important pour le diagnostic des thromboses veineuses profondes pelviennes et des thromboses des veines iliaques.

3. Évaluation hémodynamique

Grâce à des séquences d'imagerie spéciales telles que la méthode de vol temporel ou l'imagerie par contraste de phase, l'IRM peut évaluer de manière non invasive les changements dans l'hémodynamique veineuse, fournissant des informations visuelles sur l'étendue et l'impact des thromboses.

II. Indications et choix techniques de l'IRM pendant la grossesse

1. Indications

L'IRM est généralement utilisée dans les situations suivantes :

- Chez les patientes suspectées de thrombose veineuse profonde où l'échographie ne permet pas un diagnostic précis, en particulier pour les thromboses des veines iliaques et pelviennes.
- Pour les patientes à haut risque pendant la grossesse, nécessitant une évaluation de l'impact potentiel des thromboses sur la mère et le fœtus.
- Dans les zones non couvertes par l'échographie, telles que les veines iliaques et pelviennes.
- En cas de suspicion de complications liées aux thromboses, telles que la phlébite ou la thrombo-organisation.

2. Choix des techniques d'imagerie

Le choix des séquences d'imagerie pour l'IRM pendant la grossesse doit équilibrer la sécurité du fœtus et les besoins diagnostiques :

- **Imagerie pondérée en T1 (T1WI)** : Permet de visualiser clairement les caractéristiques des thromboses, en particulier les caillots aigus avec un signal élevé.
- **Imagerie pondérée en T2 (T2WI)** : Sensible à la morphologie de la lumière veineuse et à l'œdème autour des thromboses.
- **Imagerie vasculaire (MRV)** : Permet de visualiser clairement l'emplacement, l'étendue et les changements dans la lumière des vaisseaux, sans avoir besoin d'injecter un produit de contraste.

III. Gestion des risques liés à l'IRM pendant la grossesse

1. Évaluation de la sécurité fœtale

Aucune influence négative claire n'a été observée sur le fœtus pendant l'IRM, mais il est important de prendre en compte les points suivants :

- Éviter l'IRM pendant le premier trimestre de grossesse, particulièrement avant 12 semaines, sauf si nécessaire, afin de réduire les risques potentiels pour le développement des organes du fœtus.
- La puissance du champ magnétique doit être limitée à moins de 3 T pour minimiser le risque de chauffage du fœtus.

2. Utilisation et contre-indications des agents de contraste

Les agents de contraste à base de gadolinium doivent être utilisés avec prudence pendant la grossesse, car ils peuvent traverser la barrière placentaire et s'accumuler dans le fœtus, affectant potentiellement le développement des organes. En général, l'IRM peut fournir des images de haute qualité sans l'utilisation de produits de contraste, sauf si un examen avec contraste est nécessaire pour évaluer des pathologies vasculaires ou suspecter une tumeur.

3. Optimisation du processus d'examen

Il est essentiel de concevoir des protocoles d'IRM spécifiques pour les patientes enceintes, en réduisant le temps de l'examen, en diminuant l'inconfort et en améliorant la surveillance fœtale.

IV. Rôle de l'IRM dans le diagnostic de la VTE pendant la grossesse

1. Diagnostic des thromboses des veines iliaques et pelviennes

Pendant la grossesse, le risque de thrombose des veines iliaques et pelviennes augmente en raison de la pression exercée par l'utérus en expansion. Ces veines étant profondes et de structure complexe, le diagnostic par échographie est souvent difficile. L'IRM, avec son imagerie en trois dimensions et sa haute résolution des tissus mous, compense cette difficulté.

2. Distinction entre thromboses aiguës et chroniques

L'IRM peut différencier les thromboses aiguës des thromboses chroniques en fonction des caractéristiques du signal, telles que l'intensité du signal élevé en T1WI et la diminution du signal en T2WI. L'IRM peut également évaluer la perméabilité des vaisseaux en utilisant la MRV, fournissant ainsi des informations essentielles pour la prise de décision clinique.

3. Évaluation des thrombophlébites

La thrombophlébite est fréquente chez les patientes enceintes. L'IRM permet de visualiser les signes d'inflammation des tissus mous autour des veines, aidant ainsi à évaluer l'étendue et la gravité des lésions.

4. Évaluation de la recanalisation et de l'organisation des thromboses

L'IRM offre un avantage unique pour évaluer de manière dynamique la recanalisation des thromboses et leur organisation. L'IRM permet, associée à l'imagerie vasculaire, de visualiser la récupération hémodynamique et les changements dans la structure de la lumière des vaisseaux, fournissant des informations essentielles pour évaluer l'efficacité du traitement anticoagulant.

V. Limites de l'IRM pendant la grossesse et perspectives d'avenir

1. Limites

- Le coût élevé de l'IRM peut limiter son utilisation dans les zones disposant de ressources limitées.
- La durée de l'examen peut poser un problème de tolérance pour certaines patientes enceintes.
- L'IRM nécessite une expertise technique élevée de la part du personnel opérant.

2. Perspectives d'amélioration

- Développer des séquences d'imagerie IRM plus rapides et adaptées aux patientes enceintes.
- Promouvoir des agents de contraste plus sûrs et à faible dose ou des techniques d'amélioration sans contraste.
- Intégrer des technologies d'intelligence artificielle pour améliorer l'efficacité et la précision du diagnostic des thromboses veineuses pendant la grossesse.

VI. Bilan

L'IRM, grâce à son absence de radiation, sa haute résolution et sa capacité à visualiser efficacement des pathologies complexes, joue un rôle crucial dans le diagnostic des thromboses veineuses profondes et des pathologies associées pendant la grossesse. En choisissant scientifiquement les indications, en optimisant les techniques d'imagerie et en renforçant la gestion des risques, la sécurité et la valeur diagnostique de l'IRM pendant la grossesse peuvent être encore améliorées.

Section V : Phlébographie

La phlébographie (ou venographie) est la méthode traditionnelle « mesure phare » pour diagnostiquer la thrombose veineuse profonde (TVP). Elle consiste à injecter un agent de contraste dans la veine et à utiliser les rayons X pour visualiser directement la structure anatomique et l'état fonctionnel du système veineux. Pendant la grossesse, en raison des changements anatomiques et physiologiques complexes, l'utilisation de la phlébographie nécessite un équilibre attentif entre sa sensibilité, sa spécificité et les risques potentiels. Ce qui suit aborde ses caractéristiques techniques, ses applications cliniques, les considérations particulières pendant la grossesse et ses limitations.

I. Caractéristiques techniques de la phlébographie

1. Imagerie à haute résolution

La phlébographie, grâce à l'injection d'un produit de contraste, permet de visualiser clairement la structure interne des veines, y compris l'étendue, la position et les modifications de forme des thromboses. Sa résolution est supérieure à celle de l'échographie, ce qui la rend particulièrement précise pour évaluer les zones difficiles d'accès comme les veines iliaques et pelviennes.

2. Capacité d'observation dynamique

La phlébographie permet d'observer dynamiquement la direction du flux sanguin et l'obstruction du flux, et grâce à l'analyse des images, elle aide à évaluer l'impact des thromboses sur le flux veineux, fournissant des informations importantes pour les décisions cliniques.

3. Guide en temps réel lors des interventions chirurgicales

La phlébographie n'est pas seulement un outil diagnostique, mais elle peut également être utilisée comme guide en temps réel lors de traitements interventionnels, comme la thromboectomie ou la thrombolyse par cathéter, en fournissant un soutien visuel pour les procédures chirurgicales.

II. INDICATIONS DE LA PHLÉBOGRAPHIE PENDANT LA GROSSESSE

1. Diagnostic des cas complexes

Lorsque la thrombose veineuse profonde pendant la grossesse implique des veines pelviennes profondes ou iliaques et que l'échographie ne fournit pas un diagnostic clair, la phlébographie peut être utilisée comme examen complémentaire pour obtenir des informations anatomiques plus précises.

2. Confirmation des cas difficiles

Pour les patientes dont les résultats échographiques ou d'IRM sont incohérents ou douteux, la phlébographie peut servir d'examen de référence pour confirmer le diagnostic.

3. Évaluation de l'efficacité du traitement

Pendant les traitements par anticoagulants ou thrombolyse, la phlébographie permet d'évaluer dynamiquement la recanalisation des thromboses et le degré de rétablissement du flux sanguin, ce qui aide à guider les traitements ultérieurs.

III. Considérations de sécurité de la phlébographie pendant la grossesse

1. Contrôle de la dose de radiation

- La phlébographie utilise des rayons X, ce qui nécessite une évaluation prudente des impacts potentiels de la radiation sur le fœtus.
- En utilisant des techniques de faible dose de rayonnement et en optimisant les angles de prise de vue, il est possible de réduire l'exposition du fœtus tout en garantissant la sécurité de l'examen.

2. Précautions d'utilisation des agents de contraste

- Les agents de contraste à base d'iode sont couramment utilisés pour la phlébographie, et on considère généralement que leur passage à travers le placenta est limité à court terme, sans affecter le développement du fœtus.
- Après l'utilisation d'un agent de contraste iodé chez la femme enceinte, il est essentiel de surveiller de près la fonction thyroïdienne pour éviter les effets potentiels d'un excès d'iode sur le développement de la glande thyroïde du fœtus.

3. Optimisation du processus d'examen

- Il est important de réduire la durée de l'examen pour minimiser l'inconfort dû à une position allongée prolongée.
- Une surveillance accrue du fœtus pendant l'examen doit être mise en place pour garantir la sécurité de la mère et de l'enfant.

IV. Applications spécifiques de la phlébographie pendant la grossesse

1. Diagnostic du syndrome de la veine iliaque

Pendant la grossesse, l'utérus agrandi peut exercer une pression sur la veine iliaque gauche, entraînant un syndrome de la veine iliaque. La phlébographie permet de visualiser clairement le rétrécissement et l'interruption du flux sanguin dans cette veine, et d'évaluer la présence de thromboses secondaires.

2. Localisation et évaluation des thromboses des veines pelviennes

Les veines pelviennes sont profondes et leur structure est complexe, ce qui limite la capacité d'évaluation de l'échographie et de l'IRM. La phlébographie, grâce à l'imagerie directe, permet de localiser précisément les thromboses et d'évaluer leur impact sur le système veineux environnant.

3. Diagnostic différentiel

La phlébographie peut être utilisée pour différencier les thromboses veineuses d'autres causes d'obstruction du flux sanguin, comme les tumeurs veineuses ou les compressions externes, fournissant ainsi un diagnostic clinique précis.

V. Limitations de la phlébographie

1. Examen complexe

La phlébographie nécessite une opération spécialisée, incluant la ponction veineuse et l'injection d'agent de contraste, ce qui exige un équipement médical et des compétences techniques de haut niveau.

2. Risques liés aux radiations et aux agents de contraste

Bien que la dose de radiation soit réduite avec les technologies modernes de phlébographie, il subsiste un risque potentiel pour la mère et le fœtus. De plus, l'agent de contraste iodé peut induire des réactions allergiques chez la femme enceinte ou des lésions rénales, nécessitant une évaluation préalable des risques.

3. Limité à certaines situations

Les patientes enceintes peuvent avoir une faible tolérance à l'examen, et dans certaines régions rurales ou moins équipées, la phlébographie peut être difficile à appliquer.

VI. Autres examens

Outre les examens classiques comme l'échographie, le D-dimère, le CT, l'IRM et la phlébographie, d'autres examens moins courants mais potentiellement utiles dans certains cas peuvent être envisagés. Par exemple, les tests de la fonction de coagulation, la mesure de l'antithrombine III (ATIII), l'angiographie par résonance magnétique (MRA) et la spectroscopie proche infrarouge (NIRS) sont moins utilisés pendant la grossesse, mais peuvent fournir des informations précieuses dans des situations particulières, notamment lorsque les méthodes classiques ne permettent pas un diagnostic clair ou lorsque le cas est plus complexe.

VII. Bilan

La phlébographie, grâce à sa haute résolution et à ses capacités d'imagerie dynamique, joue un rôle clé dans le diagnostic des thromboses veineuses profondes pendant la grossesse. Bien que son utilisation pendant la grossesse soit limitée par les risques liés aux radiations et aux agents de contraste, un choix adéquat des indications et une gestion rigoureuse des risques peuvent significativement améliorer la précision du diagnostic et la qualité des décisions cliniques. À l'avenir, il sera essentiel d'optimiser la technologie de la phlébographie, de développer des protocoles d'examen à faible radiation et plus sûrs pour mieux répondre aux besoins diagnostiques des patientes enceintes.

Chapitre 4
Processus de diagnostic intégré

Le diagnostic et le traitement de la thrombose veineuse profonde (TVP) pendant la grossesse représentent un processus complexe nécessitant une collaboration multidisciplinaire et une évaluation clinique minutieuse. Les changements physiologiques liés à la grossesse, tels que les modifications hémodynamiques, l'état d'hypercoagulabilité et la compression utérine, confèrent au diagnostic de la TVP chez les femmes enceintes des spécificités particulières. Étant donné que la TVP pendant la grossesse ne se limite pas à une atteinte veineuse locale mais peut entraîner des complications graves comme l'embolie pulmonaire, un diagnostic précoce et précis est essentiel. Ce chapitre propose une approche intégrée pour structurer le processus diagnostique de la TVP pendant la grossesse, en combinant une évaluation des symptômes cliniques, des examens d'imagerie et des analyses de laboratoire. Cette démarche vise à offrir aux cliniciens une compréhension approfondie et une méthode de jugement éclairée sur la présence et les risques associés à la TVP pendant la grossesse. La première étape du diagnostic consiste à identifier les patientes à haut risque par un interrogatoire détaillé des antécédents médicaux et un examen clinique approfondi. Les facteurs à considérer incluent des antécédents familiaux de maladies thrombotiques, des complications lors de grossesses précédentes ou des signes précurseurs de TVP. Ensuite, sur la base de cette évaluation initiale, divers outils diagnostiques complémentaires permettent de localiser la thrombose, d'évaluer sa gravité et de détecter d'éventuelles complications.

SECTION I : ÉVALUATION CLINIQUE ET COLLECTE DES ANTÉCÉDENTS

L'évaluation clinique et la collecte des antécédents médicaux représentent la première étape du diagnostic de la TVP pendant la grossesse. Une anamnèse complète et un examen physique systématique aident à identifier les facteurs de risque potentiels et fournissent des indices essentiels pour orienter les examens et le traitement. Cette section détaille les pratiques permettant d'effectuer une évaluation clinique efficace pendant la grossesse, en particulier pour repérer les groupes à haut risque de thrombose veineuse.

I. IMPORTANCE DE LA COLLECTE DES ANTÉCÉDENTS

La collecte des antécédents médicaux constitue la base du diagnostic de la TVP pendant la grossesse. Un interrogatoire précis peut fournir des informations clés pour l'évaluation clinique. La survenue d'une thrombose pendant la grossesse est souvent liée à plusieurs facteurs, notamment les antécédents médicaux personnels, les antécédents familiaux, les caractéristiques de la grossesse actuelle et les éventuels facteurs pro-thrombotiques. Une anamnèse exhaustive permet non seulement d'identifier des signaux précoces de risque élevé, mais aussi de guider le choix des options thérapeutiques ultérieures.

1. Interrogation sur les antécédents obstétricaux

Il est primordial de recueillir des informations sur les antécédents obstétricaux et les conditions des accouchements précédents. Les fausses couches récurrentes, les complications telles que l'hypertension gravidique ou la prééclampsie, ainsi que le mode d'accouchement, notamment les césariennes, influencent le risque de thrombose. En particulier, l'histoire de césarienne est associée à une augmentation significative du risque de TVP. Ces patientes méritent une attention particulière.

2. Antécédents médicaux et familiaux

Les antécédents médicaux personnels jouent un rôle crucial dans l'évaluation du risque. Par exemple, un épisode antérieur de thrombose veineuse, de TVP ou d'embolie pulmonaire constitue un facteur de risque majeur. De même, une histoire familiale de maladies thrombotiques chez des membres de la famille directe doit être prise en compte, car elle augmente la probabilité de TVP pendant la grossesse.

3. Évaluation des comorbidités

Certaines comorbidités pendant la grossesse, telles que l'obésité, le diabète, l'hypertension ou le syndrome des antiphospholipides, augmentent également le risque de thrombose veineuse. Une anamnèse détaillée sur ces conditions est essentielle pour identifier les patientes à haut risque.

II. Évaluation initiale des symptômes cliniques et des signes

Après la collecte des antécédents, la prochaine étape consiste à évaluer les symptômes cliniques et les signes associés à la TVP pendant la grossesse. Ces manifestations peuvent différer de celles observées en dehors de la grossesse en raison des modifications physiologiques propres à cette période.

1. Congestion veineuse et œdème

Les femmes enceintes présentent souvent une augmentation du volume sanguin et une pression veineuse accrue dans les membres inférieurs, entraînant un œdème léger. Cependant, en cas d'œdème unilatéral ou bilatéral marqué, accompagné de douleur, de lourdeur ou de signes visibles de dilatation veineuse, une suspicion de TVP doit être élevée. Ces symptômes, particulièrement fréquents au deuxième et troisième trimestre, peuvent indiquer la formation d'un thrombus dans les veines profondes des membres inférieurs. Cela peut se manifester par une congestion locale, un œdème sévère ou des modifications de la couleur de la peau.

2. Douleurs et sensibilité des membres inférieurs

Les douleurs aux membres inférieurs sont fréquentes pendant la grossesse, notamment en fin de grossesse, en raison de la compression des veines pelviennes et des membres inférieurs par l'utérus hypertrophié, ce qui peut entraîner une gêne. Cependant, l'un des symptômes caractéristiques de la thrombose veineuse profonde (TVP) est une sensibilité localisée, particulièrement au niveau du mollet ou de la cuisse. Si une patiente ressent des douleurs dans les jambes en marchant, accompagnées de sensibilité, la possibilité d'une thrombose doit être envisagée. Dans ce cas, un examen complémentaire, comme une échographie, est nécessaire pour confirmer la présence d'une TVP.

3. Changements de couleur et de température de la peau

En cas de thrombose veineuse profonde, l'obstruction du retour veineux au niveau du site de la thrombose peut provoquer des modifications de la couleur de la peau, telles qu'une rougeur ou une teinte violacée. Dans les cas de thrombose étendue, une augmentation de la température cutanée peut être observée, notamment dans les parties distales des membres inférieurs. Lorsqu'une décoloration marquée de la peau et une élévation locale de la température sont présentes, la probabilité d'une maladie thrombotique est élevée.

III. Évaluation des facteurs de risque spécifiques

L'apparition de thromboses veineuses pendant la grossesse est souvent liée à des facteurs de risque spécifiques. Une évaluation approfondie de ces risques est essentielle pour identifier les patientes à haut risque et mettre en place des mesures de prévention et de traitement adaptées.

1. Symptômes et signes précurseurs de thrombose

Les signes précoces de thrombose incluent un léger inconfort dans les membres inférieurs, une fatigue, un œdème modéré ou des douleurs localisées irrégulières. Ces symptômes, souvent peu apparents, sont facilement négligés. Les médecins doivent être particulièrement attentifs à ces signes subtils chez les femmes enceintes et procéder à des examens complémentaires dès l'apparition de symptômes précurseurs pour confirmer la présence d'une thrombose veineuse.

2. Hypercoagulabilité liée à la grossesse

La grossesse elle-même constitue un état d'hypercoagulabilité, une adaptation physiologique visant à réduire le risque d'hémorragie postpartum, mais qui augmente également le risque de thrombose. Cette situation est particulièrement marquée en fin de grossesse, lorsque les niveaux des facteurs de coagulation augmentent et que le flux sanguin dans les veines des membres inférieurs ralentit, favorisant ainsi la formation de thrombus. Lors de la collecte des antécédents, il est important d'interroger les patientes sur leur historique lié à la coagulation et de rechercher des signes précurseurs de thrombose.

3. Évaluation du poids et du niveau d'activité

La prise de poids pendant la grossesse et la diminution de l'activité physique sont des facteurs de risque significatifs pour les thromboses veineuses. En particulier, les femmes enceintes obèses présentent un risque accru de TVP. Les médecins doivent évaluer la situation pondérale des patientes, vérifier s'il existe une obésité ou une prise de poids excessive, et leur recommander des activités physiques modérées et sûres afin de réduire le risque de thrombose.

IV. Stratégie globale d'évaluation diagnostique

Sur la base des antécédents médicaux et de l'évaluation clinique, une stratégie de diagnostic doit être globale et individualisée. Chez les femmes enceintes présentant un risque de thrombose veineuse, les médecins doivent évaluer de manière intégrée les facteurs de risque, les manifestations cliniques et les résultats des examens complémentaires afin de déterminer si des investigations supplémentaires, telles que des examens d'imagerie ou des analyses de laboratoire, sont nécessaires. Cette approche améliore non seulement la précision du diagnostic, mais fournit également une base fiable pour les décisions thérapeutiques ultérieures.

1. Dépistage et gestion des patientes à haut risque

Chez les femmes enceintes à haut risque de thrombose veineuse, des contrôles réguliers, notamment des échographies des veines des membres inférieurs et des tests des D-dimères, sont recommandés. Le dépistage des patientes à haut risque permet de détecter précocement les problèmes thrombiques potentiels et de mettre en œuvre des mesures préventives et thérapeutiques appropriées, réduisant ainsi le risque de complications.

2. Mesures préventives et traitements individualisés

Une fois le diagnostic confirmé, le traitement doit être adapté à la situation spécifique de la patiente. Pour les femmes enceintes à haut risque, un traitement anticoagulant sous surveillance médicale ou des mesures de prévention mécanique, telles que le port de bas de contention, peuvent être nécessaires. Un traitement individualisé permet non seulement de prévenir efficacement la thrombose veineuse, mais aussi de limiter la progression de la maladie, assurant ainsi la sécurité de la mère et de l'enfant.

Grâce à une évaluation clinique rigoureuse et à une collecte détaillée des antécédents, les médecins peuvent identifier en temps opportun les patientes à haut risque de thrombose veineuse pendant la grossesse et fournir une base solide pour les diagnostics et les traitements ultérieurs.

SECTION II : EXAMEN PHYSIQUE ET IDENTIFICATION DES SYMPTÔMES

L'examen physique et l'identification des symptômes de la thrombose veineuse pendant la grossesse constituent des étapes cruciales du processus diagnostique. Les changements physiologiques liés à la grossesse, qui diffèrent significativement de ceux observés en dehors de cette période, modifient souvent la présentation des symptômes et des signes cliniques chez les femmes enceintes atteintes de thrombose veineuse. Une reconnaissance rapide de ces manifestations peut aider les cliniciens à détecter et diagnostiquer précocement une thrombose veineuse, fournissant ainsi une base scientifique pour les traitements et interventions ultérieurs. Cette section détaille les méthodes d'examen physique et les techniques d'identification des symptômes, afin d'aider les médecins à reconnaître efficacement les manifestations cliniques de la thrombose veineuse chez les femmes enceintes.

I. IMPORTANCE DE L'EXAMEN PHYSIQUE

L'examen physique est l'une des étapes fondamentales pour diagnostiquer la thrombose veineuse pendant la grossesse. Il permet une évaluation préliminaire des symptômes. Les changements physiologiques liés à la grossesse, tels que l'augmentation du volume sanguin ou la dilatation des vaisseaux, peuvent rendre certains symptômes de la thrombose veineuse moins évidents, nécessitant une vigilance accrue lors de l'examen. Lors de l'évaluation physique, les médecins doivent non seulement observer les manifestations du système veineux, mais également évaluer les effets possibles de la thrombose sur d'autres systèmes, en particulier l'apparence et la fonction des membres inférieurs, pour une identification précoce.

1. Vérification des gonflements et œdèmes des membres inférieurs

Pendant la grossesse, il est courant que les femmes enceintes présentent des œdèmes des membres inférieurs, notamment en milieu et fin de grossesse, en raison de la compression de la veine cave inférieure par l'utérus, qui perturbe le retour veineux. Cependant, si l'œdème est unilatéral et accompagné de douleurs marquées, de rougeurs ou d'une élévation de température, une thrombose veineuse profonde (TVP) doit être envisagée. Lors de l'examen, le médecin doit observer la répartition de l'œdème, localiser les zones douloureuses, évaluer la température cutanée au toucher et examiner la fermeté de l'œdème.

2. Relation entre varices et thrombose

Pendant la grossesse, les changements hormonaux rendent les parois veineuses plus souples et augmentent le diamètre des veines, ce qui favorise l'apparition de varices. Les varices peuvent constituer un signal précoce de formation de thrombus, en particulier au niveau des membres inférieurs. L'examen par palpation permet de vérifier la présence de dilatations veineuses. Si les zones variqueuses présentent une sensibilité, une élévation de température ou des nodules palpables, la formation de thrombus doit être envisagée, et les résultats de l'examen physique peuvent guider les examens d'imagerie ultérieurs.

II. Reconnaissance de la sensibilité veineuse des membres inférieurs

Un symptôme courant de la TVP est la sensibilité locale au niveau des membres inférieurs. Pendant la grossesse, la compression de la veine cave inférieure par l'utérus peut entraîner une augmentation de la pression veineuse dans les membres inférieurs, provoquant un gonflement et une sensibilité. L'examen physique permet d'évaluer les caractéristiques et la distribution de cette sensibilité pour déterminer la localisation et la gravité potentielle de la thrombose.

1. Évaluation des zones sensibles

La sensibilité associée à une thrombose veineuse se situe généralement dans les zones en aval du thrombus, en particulier dans les veines profondes des mollets et des cuisses. La méthode de vérification consiste à exercer une légère pression sur les membres inférieurs pour observer les réactions douloureuses. Si la douleur est concentrée et localisée, accompagnée d'un gonflement et d'une élévation de la température cutanée, des examens d'imagerie supplémentaires sont nécessaires pour confirmer une TVP.

2. Nature de la douleur

La douleur des membres inférieurs chez les femmes enceintes peut avoir diverses origines, comme les varices ou les tensions musculaires. Par conséquent, il est essentiel de prêter attention à la nature de la douleur décrite par la patiente. La douleur due à une thrombose veineuse est généralement localisée, d'intensité sourde ou sensible, et s'intensifie avec les changements de position ou les mouvements. Elle peut être accompagnée d'une sensation de lourdeur dans les jambes ou de tension sous le genou, particulièrement fréquente en fin de grossesse.

III. Changements cutanés et thermiques

Un autre signe typique de la thrombose veineuse est le changement localisé de l'apparence de la peau et de la température. Après la formation d'un thrombus, l'obstruction du retour veineux entraîne une accumulation de sang, ce qui peut provoquer des altérations de la couleur de la peau et une élévation de la température. Ces phénomènes sont particulièrement prononcés pendant la grossesse en raison de l'augmentation du débit sanguin sous l'effet des hormones.

3. Évaluation des changements de couleur de la peau

Chez les patientes atteintes de TVP, des modifications de la couleur de la peau, telles qu'une teinte rouge ou violette, peuvent être observées au site de la thrombose. Ces changements sont généralement associés à une dilatation locale des veines ou à une congestion sanguine. Les médecins doivent prêter attention à l'homogénéité ou à la localisation des changements de couleur, ainsi qu'à l'éventuelle présence d'un gonflement ou d'une chaleur cutanée. Si des altérations de couleur sont détectées dans une zone spécifique des membres inférieurs, cela peut être un signe de thrombose, surtout si elles s'accompagnent d'une dilatation veineuse marquée.

4. Évaluation des variations de température

En cas de thrombose veineuse, l'obstruction locale du retour veineux peut entraîner une élévation de la température au niveau des membres inférieurs. Le médecin peut évaluer cette température en palpant la peau pour vérifier si elle dépasse la normale. Une élévation locale de la température est souvent le signe d'une réaction inflammatoire ou d'un thrombus. Si cela s'accompagne de rougeurs, de gonflements et de douleurs, la probabilité d'une thrombose est élevée.

IV. Évaluation des signes spécifiques

Certaines patientes enceintes atteintes de TVP peuvent présenter des signes spécifiques qui nécessitent une attention particulière pour aider au diagnostic de la thrombose.

1. Signe de Homans

Le signe de Homans est un test traditionnel pour dépister une TVP. Il consiste à faire allonger la patiente sur le dos, à lever son membre inférieur, puis à appliquer une pression sur la plante du pied. Une douleur ou une gêne ressentie au niveau du mollet peut indiquer une thrombose. Toutefois, la sensibilité de ce signe étant faible, il ne peut pas être utilisé seul pour poser un diagnostic.

2. Signe de Lowenberg

Le signe de Lowenberg est une autre méthode pour évaluer une TVP. En utilisant un brassard ou une bande de compression, une pression modérée est appliquée sur le mollet. Une douleur marquée ressentie par la patiente peut également être le signe d'une thrombose veineuse. Comme pour le signe de Homans, ce test n'est pas totalement fiable, mais il peut être utile comme outil d'examen complémentaire.

V. Identification des symptômes et intervention précoce

Les symptômes précoces de la thrombose veineuse pendant la grossesse sont souvent discrets, rendant leur identification rapide essentielle pour un diagnostic et une intervention précoces. Lors de l'examen physique et de l'identification des symptômes, les médecins doivent prêter une attention particulière aux points suivants :

1. Attention aux symptômes légers

Des inconforts légers au niveau des membres inférieurs, une sensation de fatigue ou des douleurs intermittentes peuvent être ignorés par les patientes, mais ils constituent parfois des signes précoces de thrombose. Ces symptômes, en particulier lorsqu'ils se manifestent par des douleurs ou un gonflement unilatéral des membres inférieurs, nécessitent des examens complémentaires rapides pour exclure une thrombose.

2. Surveillance régulière et évaluation des risques

En raison des changements physiologiques liés à la grossesse, les femmes enceintes présentent souvent de légers œdèmes ou inconforts au niveau des membres inférieurs. Une évaluation régulière des risques et des examens physiques ciblés, en particulier pour les patientes à haut risque, permettent une détection précoce de la thrombose veineuse et la mise en place de mesures de traitement et de prévention adaptées.

Un examen physique détaillé et une identification précise des symptômes permettent aux médecins de détecter précocement les risques de thrombose pendant la grossesse et de développer des plans de traitement personnalisés, réduisant ainsi au maximum les complications associées.

Section III : Choix et interprétation des examens complémentaires

Dans le diagnostic de la thrombose veineuse pendant la grossesse, bien que l'examen physique et l'identification des symptômes constituent une base essentielle, les examens complémentaires jouent un rôle crucial pour confirmer le diagnostic, évaluer la gravité de la thrombose et ses complications. En raison des spécificités physiologiques des femmes enceintes, le choix des méthodes d'examen appropriées et l'interprétation correcte des résultats sont déterminants pour garantir un diagnostic précoce et un traitement adapté. Cette section examine les options d'examens complémentaires pour la thrombose veineuse pendant la grossesse et propose une analyse détaillée des résultats des examens les plus courants.

I. Choix et interprétation de l'examen échographique

L'examen échographique est la méthode complémentaire la plus couramment utilisée pour détecter une thrombose veineuse pendant la grossesse, en raison de son caractère non invasif, rapide et sûr. Il est particulièrement adapté aux femmes enceintes. L'échographie permet d'observer directement les parois vasculaires, la dynamique du flux sanguin, ainsi que la localisation et la taille des thromboses, ce qui en fait la « norme d'or » pour le diagnostic de thrombose veineuse.

1. Choix de l'examen échographique

Pendant la grossesse, l'échographie est généralement privilégiée pour les cas suspectés de thrombose veineuse profonde (TVP), en particulier au niveau des membres inférieurs. Elle permet non seulement de confirmer la présence de thromboses dans les veines, mais aussi d'évaluer leur morphologie et leur taille. Par exemple, une thrombose présentant une morphologie irrégulière pourrait indiquer une évolution vers un stade chronique nécessitant une réévaluation du traitement.

2. Interprétation des résultats échographiques

Sur les images échographiques, une thrombose apparaît généralement comme un épaississement localisé de la paroi veineuse, une irrégularité ou une obstruction complète de la lumière vasculaire. La présence de parois veineuses asymétriques ou d'images hyperéchogènes peut indiquer une thrombose. De plus, l'échographie Doppler permet d'évaluer la présence ou l'absence de flux sanguin. L'absence de flux ou des altérations de la dynamique sanguine sont des signes fiables de thrombose. Lors de l'interprétation chez les femmes enceintes, il est important d'exclure les faux positifs, tels que l'œdème physiologique des membres inférieurs en fin de grossesse ou la dilatation veineuse, qui peuvent produire des images similaires à une thrombose.

II. CHOIX ET INTERPRÉTATION DU DOSAGE DU D-DIMÈRE

Le dosage du D-dimère est un test hématologique largement utilisé pour les maladies liées à la thrombose. Toutefois, son application chez les femmes enceintes présente certaines limites, car les modifications hormonales et les altérations de l'état de coagulation pendant la grossesse peuvent entraîner une augmentation des niveaux de D-dimère. Néanmoins, il reste un outil utile dans le cadre des examens complémentaires pour aider à détecter une éventuelle thrombose veineuse.

1. Choix du dosage du D-dimère

Une élévation du D-dimère indique une augmentation de l'activité fibrinolytique dans l'organisme, généralement associée à la formation et à la dissolution de thromboses. Pendant la grossesse, les niveaux de D-dimère peuvent naturellement être plus élevés en raison de l'activation physiologique de la coagulation. Par conséquent, lors de l'utilisation de ce test, il est impératif d'interpréter les résultats en tenant compte des symptômes cliniques et des résultats de l'examen physique. Pour les femmes enceintes à haut risque, le D-dimère peut être utilisé comme outil de dépistage complémentaire pour évaluer la probabilité d'une thrombose.

2. Interprétation des résultats du dosage du D-dimère

Pendant la grossesse, les valeurs normales du D-dimère diffèrent de celles des femmes non enceintes. En fin de grossesse, il est fréquent que les niveaux de D-dimère augmentent. Une élévation significative associée à des symptômes cliniques typiques, tels qu'un gonflement unilatéral ou une douleur au membre inférieur, suggère une forte probabilité de thrombose veineuse profonde (TVP). Cependant, se fier uniquement au D-dimère pour poser un diagnostic est peu fiable, notamment en raison d'un taux élevé de faux positifs pendant la grossesse. Il est donc nécessaire de combiner ces résultats avec des examens d'imagerie tels que l'échographie.

III. Choix et interprétation des examens CT et IRM

Le scanner (CT) et l'imagerie par résonance magnétique (IRM) sont des outils d'imagerie utiles pour le diagnostic des thromboses veineuses pendant la grossesse, principalement dans les cas complexes ou lorsque l'échographie ne permet pas un diagnostic clair. Ces deux techniques présentent des caractéristiques distinctes, et le choix dépend de la situation clinique de la patiente et des risques potentiels.

1. Choix du scanner (CT)

La tomodensitométrie (CT) est principalement utilisée pour détecter une embolie pulmonaire ou des thromboses veineuses distales. En cas de suspicion d'embolie pulmonaire ou de thrombose veineuse profonde complexe, l'angiographie par tomodensitométrie (CTA) fournit des informations diagnostiques précises. Toutefois, l'utilisation d'un agent de contraste avec un scanner pose des risques potentiels pour le fœtus. Bien que les techniques modernes réduisent l'exposition aux radiations, une évaluation minutieuse des risques pour le fœtus reste nécessaire.

2. Interprétation des résultats du scanner

Une thrombose apparaît sur les images du scanner comme un défaut de remplissage après l'administration de contraste. Le scanner permet de localiser précisément l'embolie pulmonaire et les segments pulmonaires affectés, ce qui est essentiel pour planifier le traitement. Cependant, lors de l'utilisation d'un scanner chez les femmes enceintes, il est crucial de considérer les risques liés à l'exposition aux radiations et de privilégier les examens non radiologiques si possible.

3. Choix de l'IRM

L'imagerie par résonance magnétique (IRM) est une méthode sûre et non radiologique, particulièrement adaptée aux femmes enceintes. Elle offre des images vasculaires détaillées et présente des avantages pour identifier les thromboses veineuses profondes. Contrairement au scanner, l'IRM ne comporte pas de risques liés aux radiations, ce qui en fait une option plus sûre pendant la grossesse.

4. Interprétation des résultats de l'IRM

Une thrombose apparaît à l'IRM sous la forme de modifications du signal dans la veine, souvent visibles comme un rétrécissement ou une obstruction complète de la lumière vasculaire. L'IRM permet de visualiser clairement la taille, la localisation et les relations du thrombus avec les tissus environnants. Elle est particulièrement utile pour diagnostiquer les thromboses veineuses profondes des membres inférieurs. En cas de thrombose localisée au niveau du pelvis ou des veines iliaques, l'IRM est particulièrement efficace pour l'évaluation.

IV. CHOIX ET INTERPRÉTATION DE LA PHLÉBOGRAPHIE

La phlébographie, méthode d'imagerie traditionnelle, permet de visualiser précisément l'anatomie vasculaire et la localisation des thromboses, notamment dans le diagnostic des thromboses veineuses profondes des membres inférieurs. Cependant, en raison des risques potentiels associés aux agents de contraste pendant la grossesse, elle est rarement utilisée comme examen de première intention.

1. Choix de la phlébographie

Pendant la grossesse, la phlébographie n'est envisagée que lorsque l'échographie ou d'autres examens non invasifs ne permettent pas de poser un diagnostic clair. Pour les cas complexes ou en présence d'une thrombose étendue, la phlébographie reste un outil diagnostique efficace. Lors de son utilisation, il est impératif d'évaluer les risques pour le fœtus et de limiter strictement la dose d'agent de contraste.

2. Interprétation des résultats de la phlébographie

La phlébographie permet de mettre en évidence des défauts de remplissage intraveineux, confirmant ainsi la localisation et l'étendue des thromboses. Une thrombose veineuse se manifeste souvent par une obstruction ou un rétrécissement partiel de la lumière vasculaire. Bien que rarement utilisée chez les femmes enceintes, la phlébographie reste une méthode précieuse dans des cas spécifiques.

V. Autres examens complémentaires : choix et interprétation

En complément des examens mentionnés, d'autres méthodes peuvent être utilisées pour le diagnostic des thromboses veineuses pendant la grossesse, telles que les examens hématologiques ou l'électrocardiogramme (ECG). Ces examens visent principalement à exclure d'autres pathologies ou à évaluer l'impact des thromboses sur d'autres organes.

1. Choix des examens hématologiques

Les examens hématologiques, tels que les tests de coagulation, la vitesse de sédimentation des érythrocytes (VSE) et la protéine C réactive (CRP), peuvent aider à évaluer les réactions inflammatoires et les anomalies de coagulation. Pendant la grossesse, les modifications physiologiques de la coagulation peuvent influencer les résultats, et leur interprétation doit tenir compte des symptômes cliniques.

2. Choix de l'électrocardiogramme (ECG)

L'ECG est souvent utilisé pour exclure des complications telles qu'une embolie pulmonaire, notamment en cas de suspicion de thrombose ayant provoqué une embolie pulmonaire. Les modifications observées sur l'ECG chez les femmes enceintes doivent être interprétées en tenant compte des changements physiologiques et pathologiques.

En sélectionnant judicieusement les examens complémentaires et en les combinant avec l'examen physique et l'identification des symptômes, les cliniciens peuvent évaluer de manière globale le risque de thrombose veineuse pendant la grossesse, détecter précocement les pathologies et mettre en œuvre des mesures thérapeutiques adaptées pour garantir la sécurité de la mère et de l'enfant.

SECTION IV : CRITÈRES DIAGNOSTIQUES ET BASES DE CLASSIFICATION

Le diagnostic de thrombose veineuse pendant la grossesse nécessite une approche combinant les antécédents médicaux, les manifestations cliniques, l'examen physique et les résultats des examens complémentaires. En raison des modifications physiologiques liées à la grossesse qui peuvent influencer certains paramètres diagnostiques, il est essentiel d'établir des critères diagnostiques et des bases de classification adaptés pour une évaluation et une prise en charge optimales des patientes enceintes. Cette section explore en détail les critères diagnostiques et les bases de classification des thromboses veineuses pendant la grossesse.

I. ÉTABLISSEMENT DES CRITÈRES DIAGNOSTIQUES

Le diagnostic des thromboses veineuses pendant la grossesse repose sur une analyse intégrée des signes cliniques, des preuves d'imagerie et des caractéristiques physiologiques spécifiques à la grossesse.

1. Critères diagnostiques basés sur les symptômes et les signes cliniques

Les symptômes fréquents de la thrombose veineuse pendant la grossesse incluent un gonflement unilatéral des membres inférieurs, des douleurs, et des modifications de la couleur de la peau. Les signes physiques incluent une dilatation des veines superficielles du membre affecté, une douleur à la palpation, et une augmentation notable de la circonférence du membre. Cependant, l'œdème physiologique lié à la grossesse peut masquer ces symptômes. Une attention particulière doit être accordée dans les situations suivantes :

- ➢ Œdème asymétrique des membres inférieurs qui s'aggrave progressivement.
- ➢ Douleur localisée correspondant à l'anatomie des veines.
- ➢ Symptômes persistants sans explication alternative.

2. Critères diagnostiques des examens de laboratoire

Le D-dimère, marqueur sensible de la formation de thrombus, a une spécificité réduite pendant la grossesse mais conserve une valeur d'appui diagnostique. Une élévation significative du D-dimère, associée à d'autres anomalies détectées par des examens, peut constituer une preuve de soutien importante. D'autres indicateurs hématologiques, comme une augmentation du fibrinogène ou des anomalies des facteurs de coagulation, peuvent également fournir des indices indirects.

3. Critères diagnostiques des examens d'imagerie

L'échographie Doppler est l'examen de référence pour diagnostiquer les thromboses veineuses pendant la grossesse. La présence d'un défaut de remplissage intraveineux, d'un rétrécissement ou d'une occlusion vasculaire constitue une preuve diagnostique clé. Pour les cas complexes ou les thromboses suspectées difficiles à diagnostiquer, l'angiographie par tomodensitométrie pulmonaire (CTA) ou l'imagerie par résonance magnétique (IRM) peuvent apporter des précisions supplémentaires.

II. ÉTABLISSEMENT DES BASES DE CLASSIFICATION

La classification est essentielle pour élaborer des stratégies thérapeutiques et évaluer le pronostic. Les thromboses veineuses pendant la grossesse peuvent être classées en fonction de la localisation anatomique, des mécanismes pathologiques et de la gravité.

1. Classification selon la localisation anatomique

La classification anatomique permet de déterminer l'étendue de la lésion et d'orienter les stratégies de traitement :

➢ **Thrombose veineuse profonde des membres inférieurs (TVP)** : Elle affecte fréquemment les veines poplitée, fémorale et iliaque et constitue le type le plus courant pendant la grossesse.

➢ **Embolie pulmonaire (EP)** : Causée par la migration d'un thrombus des membres inférieurs, elle se manifeste souvent par des douleurs thoraciques, un essoufflement ou des difficultés respiratoires et constitue une complication majeure menaçant le pronostic vital des femmes enceintes.

➢ **Thrombose veineuse pelvienne** : Plus fréquente en période post-partum précoce, elle nécessite une confirmation par des examens d'imagerie.

2. Classification selon le mécanisme physiopathologique

Selon le mécanisme physiopathologique, les thromboses veineuses peuvent être classées en plusieurs catégories :

- **Thrombose primaire** : désigne les premières occurrences de thrombose veineuse, généralement associées à l'état d'hypercoagulabilité spécifique à la grossesse.
- **Thrombose secondaire** : liée à des antécédents de thrombose veineuse, à des traumatismes ou à des interventions chirurgicales.
- **Thrombose récurrente** : survient après un traitement antérieur de thrombose, observée principalement chez les personnes à risque élevé présentant des troubles de la coagulation.

3. Classification selon la gravité

En fonction des répercussions hémodynamiques et des effets sur les organes vitaux, les thromboses veineuses peuvent être classées en trois degrés de gravité :

- **Thrombose légère** : obstruction partielle des vaisseaux, avec des symptômes légers et sans impact significatif sur les capacités physiques de la patiente.
- **Thrombose modérée** : obstruction majeure des vaisseaux, accompagnée de symptômes locaux et de légères réactions systémiques, nécessitant une intervention active.
- **Thrombose sévère** : obstruction complète des vaisseaux, pouvant entraîner une embolie pulmonaire aiguë ou un grave trouble du retour veineux, mettant en danger la vie de la mère et du fœtus et nécessitant une prise en charge d'urgence.

III. Diagnostic et classification des types spécifiques de thromboses

Certaines formes spécifiques de thromboses veineuses pendant la grossesse nécessitent des critères diagnostiques et des bases de classification plus détaillés.

1. Syndrome de compression de la veine iliaque (syndrome de May-Thurner)

Ce type de thrombose est fréquent en fin de grossesse et résulte de la compression de la veine iliaque commune gauche par l'artère iliaque commune droite. Le diagnostic repose sur des examens d'imagerie qui montrent un rétrécissement ou une occlusion de la veine iliaque, constituant une base essentielle pour la classification et le traitement.

2. Thrombose post-partum

Le risque de thrombose est accru en période post-partum, en raison de la compression utérine des veines pelviennes, de l'hypercoagulabilité et de la réduction de la mobilité. Selon le délai post-partum, l'étendue de la thrombose et les complications associées, cette forme peut être subdivisée en : type aigu, type subaigu et type chronique.

IV. Défis et stratégies pour établir des critères diagnostiques pendant la grossesse

Le diagnostic de thromboses veineuses pendant la grossesse présente des défis en raison des modifications physiologiques qui peuvent entraîner des faux positifs et des symptômes similaires à d'autres pathologies associées à la grossesse.

1. Gestion des faux positifs

L'augmentation physiologique du D-dimère ou l'œdème des membres inférieurs sont fréquents pendant la grossesse. Une analyse approfondie des résultats des examens complémentaires est essentielle pour éviter les diagnostics excessifs.

2. Complexité des causes

Les thromboses veineuses pendant la grossesse résultent souvent de multiples facteurs de risque combinés. Les cliniciens doivent envisager la possibilité de maladies concomitantes (comme la prééclampsie ou l'hypertension gestationnelle) et adopter une approche transdisciplinaire pour une évaluation complète.

3. Importance de la surveillance dynamique

Pour les cas de thrombose précoce ou aux symptômes modérés, la surveillance dynamique des paramètres hématologiques et des résultats d'imagerie peut aider à ajuster rapidement les stratégies diagnostiques et thérapeutiques.

Les critères diagnostiques et les bases de classification des thromboses veineuses pendant la grossesse doivent intégrer les spécificités physiologiques des femmes enceintes, en mettant l'accent sur une évaluation individualisée et une gestion stratifiée.

SECTION V : ERREURS COURANTES DANS LE DIAGNOSTIC

Le diagnostic des thromboses veineuses pendant la grossesse est complexe. En raison des changements physiologiques et de la diversité des manifestations cliniques, les erreurs de diagnostic ou les diagnostics manqués sont fréquents. Cette section explore les erreurs courantes dans le diagnostic des thromboses veineuses pendant la grossesse afin d'aider les cliniciens à améliorer leurs capacités d'identification et de diagnostic.

I. NÉGLIGER L'ÉTAT D'HYPERCOAGULABILITÉ PENDANT LA GROSSESSE

La grossesse induit un état d'hypercoagulabilité, qui est un mécanisme de protection physiologique visant à réduire les saignements lors de l'accouchement. Cependant, cet état augmente considérablement le risque de thrombose veineuse.

1. Sous-estimation de la probabilité de thrombose

Certains cliniciens peuvent minimiser le risque de thrombose veineuse chez les femmes enceintes, en particulier en l'absence de facteurs de risque évidents, négligeant ainsi une évaluation complète des patientes à haut risque.

2. Manque d'attention aux variations des paramètres de coagulation

Les normes des marqueurs de coagulation, tels que le D-dimère et le fibrinogène, diffèrent pendant la grossesse par rapport à celles des femmes non enceintes. Une interprétation basée sur des références classiques peut conduire à des erreurs diagnostiques.

II. CONFUSION ENTRE LES SYMPTÔMES ET LES RÉACTIONS PHYSIOLOGIQUES DE LA GROSSESSE

Les changements physiologiques normaux de la grossesse, tels que l'œdème des membres inférieurs et la réduction de l'activité, peuvent masquer les symptômes de la thrombose veineuse, augmentant ainsi le risque de diagnostic erroné.

1. Confondre les symptômes de thrombose avec des syndromes gestationnels

L'œdème des membres inférieurs est souvent considéré comme un phénomène normal en fin de grossesse, au détriment de l'évaluation de signaux plus spécifiques tels que l'œdème unilatéral et la douleur à la palpation.

2. Évaluation insuffisante des symptômes anormaux

Certaines patientes présentent uniquement une gêne légère dans les membres inférieurs, ce qui peut provoquer une attention clinique insuffisante, conduisant ainsi à manquer une intervention précoce.

III. DÉPENDANCE EXCESSIVE OU MAUVAISE INTERPRÉTATION DES EXAMENS COMPLÉMENTAIRES

Les examens complémentaires jouent un rôle clé dans le diagnostic des thromboses veineuses, mais une mauvaise interprétation de leurs résultats peut entraîner des erreurs de diagnostic.

1. Dépendance aveugle au D-dimère

Une élévation du D-dimère est normale pendant la grossesse. Toutefois, s'appuyer uniquement sur ce paramètre pour diagnostiquer une thrombose sans corrélation avec d'autres éléments cliniques ou d'imagerie peut conduire à un traitement excessif.

2. Ignorer les faux négatifs des examens d'imagerie

Les échographies Doppler peuvent parfois donner des résultats faussement négatifs, notamment au stade précoce des thromboses veineuses profondes dans des zones telles que la veine iliaque. Si les symptômes de la patiente et les résultats d'autres examens ne sont pas pris en compte, cela peut aboutir à un diagnostic manqué.

IV. Négliger les facteurs de risque dans les antécédents médicaux

L'apparition d'une thrombose veineuse est souvent liée à plusieurs facteurs de risque. Une collecte incomplète des antécédents médicaux peut conduire à un diagnostic manqué.

1. Absence d'interrogation sur les antécédents de thrombose

Les femmes enceintes ayant des antécédents de thrombose veineuse présentent un risque significativement accru de récidive. Cependant, certains cliniciens peuvent ne pas accorder une attention suffisante à cette information clé dans les antécédents.

2. Ignorer les risques héréditaires familiaux

Les prédispositions héréditaires aux thromboses, telles qu'un déficit en antithrombine III, constituent des facteurs de risque majeurs pendant la grossesse. Une absence d'interrogation sur les antécédents familiaux de thrombose peut compromettre un diagnostic précis.

V. Manque de vigilance face aux types particuliers de thromboses

Certaines formes spécifiques de thromboses pendant la grossesse, comme le syndrome de compression de la veine iliaque, présentent des symptômes atypiques et sont souvent négligées.

1. Connaissance insuffisante du syndrome de compression de la veine iliaque

Ce syndrome se manifeste souvent par un œdème unilatéral de la jambe gauche et est difficile à détecter en raison de son caractère insidieux. Un diagnostic précis nécessite des examens d'imagerie, mais certains médecins peuvent ne pas le considérer dans leurs diagnostics différentiels, retardant ainsi le traitement.

2. Ignorer les thromboses des veines pelviennes

Les thromboses pelviennes sont souvent asymptomatiques et dépendent fortement des examens d'imagerie pour être identifiées. L'absence de prise en compte de cette possibilité peut conduire à des erreurs ou des omissions de diagnostic.

VI. Négliger l'individualisation et les évolutions dynamiques

Le diagnostic des thromboses veineuses pendant la grossesse doit s'appuyer sur une évaluation continue de l'état de la patiente et ne pas se limiter à un jugement ponctuel.

1. Ignorer les différences individuelles

Les symptômes et les résultats des examens varient considérablement d'un patient à l'autre. S'appuyer exclusivement sur des critères de diagnostic uniformes peut entraîner des erreurs.

2. Absence de suivi dynamique

Dans certains cas précoces, les symptômes sont légers et les examens ne révèlent aucune anomalie. Toutefois, l'évolution de l'état de la patiente peut rendre les signes de thrombose plus apparents. L'absence de suivi régulier peut entraîner une occasion manquée de détecter une thrombose à un stade ultérieur.

Chapitre 5
Traitement conservateur

L'objectif de la gestion des thromboses veineuses pendant la grossesse est de réduire l'extension du thrombus et les complications associées tout en garantissant la sécurité du fœtus. Parmi les options de traitement, le traitement conservateur, en tant que stratégie de gestion non invasive et à faible risque, convient à certains patients, notamment ceux présentant des formes légères ou des risques élevés liés aux interventions. Le traitement conservateur comprend plusieurs aspects, tels que le traitement anticoagulant, l'intervention sur le mode de vie, la thérapie par compression et le soutien psychologique. L'essentiel de ces mesures est de mettre en place un plan de traitement individualisé, assurant une gestion efficace tout en garantissant la sécurité de la mère et de l'enfant. Par exemple, le traitement anticoagulant est la pierre angulaire du traitement conservateur, et l'héparine de bas poids moléculaire est actuellement le médicament anticoagulant de choix pendant la grossesse. Le schéma thérapeutique doit être ajusté en fonction de la phase de grossesse, de l'étendue de la thrombose et des facteurs de risque individuels. En outre, des mesures non médicamenteuses, telles que le repos au lit, la gestion des positions, le port de bas de compression médicale, etc., peuvent favoriser efficacement le retour veineux et soulager les symptômes cliniques. De plus, le succès du traitement conservateur de la thrombose veineuse pendant la grossesse est indissociable d'un suivi étroit et d'une évaluation dynamique. Les variations rapides de l'hémodynamique et des niveaux hormonaux pendant la grossesse peuvent entraîner des récidives ou une aggravation de la thrombose, nécessitant des examens cliniques réguliers et une surveillance par imagerie pour détecter rapidement les risques potentiels, ainsi qu'une adaptation flexible du traitement. Ce chapitre se concentrera sur les principaux aspects du traitement conservateur, en détaillant son application spécifique dans la gestion des thromboses veineuses pendant la grossesse, en mettant l'accent sur l'impact des états physiologiques particuliers de la grossesse sur le traitement et en proposant des solutions d'optimisation et des précautions, afin de fournir des orientations pratiques aux professionnels de la santé.

SECTION I : BAS DE COMPRESSION

I. MÉCANISME D'ACTION DES BAS DE COMPRESSION

1. Amélioration du retour veineux

Pendant la grossesse, la croissance du fœtus et l'expansion de l'utérus entraînent une pression sur la veine cave inférieure, perturbant ainsi le retour veineux. Les bas de compression exercent une pression progressive sur les membres inférieurs, réduisant progressivement la pression du bas de la jambe vers le haut, favorisant le retour sanguin vers le cœur, réduisant la stase sanguine et prévenant ainsi efficacement la formation de thromboses veineuses.

2. Réduction de l'œdème des membres inférieurs

Les changements hormonaux pendant la grossesse augmentent la perméabilité des vaisseaux et la rétention des liquides, provoquant des œdèmes dans les jambes. Les bas de compression ajustent la pression externe pour réduire l'exsudation des liquides tissulaires, tout en favorisant le retour veineux et lymphatique, soulageant ainsi de manière significative les symptômes d'œdème.

II. INDICATIONS DES BAS DE COMPRESSION PENDANT LA GROSSESSE

1. Prévention des thromboses veineuses

Pour les patientes présentant un risque élevé de thrombose pendant la grossesse, les bas de compression sont une mesure importante du traitement conservateur, particulièrement pour les femmes enceintes présentant des varices, des antécédents de thromboses ou d'autres troubles du retour veineux.

2. Soulagement des varices

Pendant la grossesse, en raison de la diminution de l'élasticité des parois veineuses et de l'augmentation de la pression, l'incidence des varices augmente considérablement. Le port de bas de compression peut réduire efficacement la pression sur les tissus environnants des veines variqueuses, soulager l'inconfort et prévenir l'aggravation de la condition.

3. Réhabilitation post-opératoire et patientes alitées de longue durée

Les patientes ayant subi une chirurgie obstétricale ou nécessitant une position alitée prolongée font partie des groupes à risque élevé de thrombose, et les bas de compression jouent un rôle protecteur important chez ces patientes, prévenant la formation de thromboses post-opératoires et favorisant la réhabilitation.

III. Précautions pour le choix et l'utilisation des bas de compression

1. Choix du niveau de pression

Les bas de compression sont généralement classés en trois niveaux de pression : niveau I (pression légère, 10-20 mmHg), niveau II (pression modérée, 20-30 mmHg) et niveau III (pression forte, 30-40 mmHg). Pendant la grossesse, les patientes choisissent généralement les niveaux I ou II, selon les risques de thrombose et les recommandations du médecin.

2. Mesure et choix de la taille

Il est essentiel de mesurer précisément la circonférence des jambes et des chevilles pour choisir des bas de compression appropriés. Des bas trop serrés peuvent provoquer des symptômes de compression locale, tandis que des bas trop lâches réduiront leur efficacité.

3. Méthode correcte de port

Il est recommandé aux femmes enceintes de porter les bas de compression au matin ou lorsque les jambes ne sont pas enflées, en les enfilant progressivement des orteils aux mollets, en veillant à ce qu'ils adhèrent uniformément à la peau et en évitant les plis qui pourraient concentrer la pression localement.

IV. Problèmes courants liés à l'utilisation des bas de compression

1. Gestion de l'inconfort

Certaines femmes enceintes peuvent ressentir une gêne locale lorsqu'elles utilisent les bas de compression pour la première fois. Il est conseillé de commencer avec des bas à pression plus faible et d'augmenter progressivement, tout en consultant un médecin pour vérifier la justesse de la méthode.

2. Prévention des problèmes de peau

L'utilisation prolongée des bas de compression peut entraîner de la sécheresse cutanée ou des blessures dues aux frottements. Il est conseillé d'appliquer un hydratant avant de les porter et de les changer régulièrement pour maintenir leur propreté.

3. Suivi de l'efficacité

Les effets des bas de compression se manifestent sur le long terme, mais si les symptômes ne s'améliorent pas ou empirent, il convient de revoir et d'ajuster le plan de traitement.

V. Utilisation conjointe des bas de compression avec d'autres traitements

1. Traitement combiné avec des anticoagulants

Pour les patientes présentant des thromboses confirmées, les bas de compression doivent être utilisés en complément d'anticoagulants tels que l'héparine de bas poids moléculaire, afin d'obtenir un meilleur effet thérapeutique global.

2. Gestion de la position

L'élévation des jambes, combinée au port des bas de compression, peut favoriser davantage le retour veineux et réduire la pression veineuse et la stase sanguine.

3. Intervention combinée pendant la réhabilitation post-opératoire

Pendant la période de réhabilitation post-chirurgicale, l'utilisation des bas de compression, en association avec une activité précoce, réduit considérablement le risque de thrombose et améliore la fonction circulatoire des jambes.

VI. ÉVALUATION DES EFFETS DE L'UTILISATION DES BAS DE COMPRESSION PENDANT LA GROSSESSE

1. Amélioration de l'hémodynamique

Des études montrent que l'utilisation continue des bas de compression augmente la vitesse de retour veineux chez les femmes enceintes, réduit la pression veineuse et prévient efficacement la formation de thromboses veineuses.

2. Soulagement des symptômes cliniques

Une majorité des femmes enceintes rapportent avoir observé une réduction significative de la fatigue et de la sensation de lourdeur dans les jambes après avoir porté des bas de compression, avec une amélioration notable de l'œdème et une augmentation de la tolérance à l'activité.

3. Impact sur les issues de la grossesse

Une utilisation correcte des bas de compression pendant la grossesse réduit l'incidence des complications liées à la thrombose et diminue considérablement l'anxiété maternelle, favorisant ainsi la santé globale de la grossesse.

SECTION II : TRAITEMENT PAR COMPRESSION

I. PRINCIPE DU TRAITEMENT PAR COMPRESSION

1. Mécanisme d'action de la compression physique

Le traitement par compression agit en appliquant une pression externe sur le système veineux des membres inférieurs, réduisant ainsi la pression dans les veines, favorisant le retour du sang veineux et de la lymphe, et évitant la stase sanguine, réduisant ainsi le risque de formation de thromboses. Pendant la grossesse, en raison de l'état physiologique particulier, le traitement par compression est particulièrement important pour améliorer l'hémodynamique et alléger la charge sur le système veineux.

2. Conception du gradient de pression

L'essence du traitement par compression réside dans la conception d'un gradient de pression dégressif, qui va de la cheville à la cuisse, simulant la dynamique du flux sanguin naturel vers le cœur, afin d'améliorer au maximum la circulation sanguine veineuse et le flux lymphatique des tissus.

II. INDICATIONS DU TRAITEMENT PAR COMPRESSION PENDANT LA GROSSESSE

1. Varices des membres inférieurs pendant la grossesse

Pendant la grossesse, en raison des changements hormonaux et de l'augmentation de la taille de l'utérus, la paroi des veines se relâche et le retour veineux est perturbé, ce qui entraîne une augmentation significative de l'incidence des varices. Le traitement par compression permet de soulager les symptômes des varices et de réduire le risque de complications.

2. Patientes à haut risque de thrombose

Pour les femmes enceintes présentant des antécédents de thrombose, de l'obésité, une alitée prolongée ou d'autres facteurs de risque, le traitement par compression est une méthode préventive et adjuvante importante.

3. Patientes en période post-partum ou après une intervention chirurgicale

Après une césarienne ou lors de la période post-partum, le risque de thrombose veineuse augmente. Le traitement par compression joue un rôle significatif dans l'amélioration du retour sanguin post-opératoire et la réduction du risque de thrombose veineuse.

III. MÉTHODES DE MISE EN ŒUVRE DU TRAITEMENT PAR COMPRESSION

1. Choix des dispositifs de traitement par compression

Bas de compression médicaux : Les bas de compression de différents niveaux de pression sont les outils les plus courants pour le traitement par compression, et leur utilisation doit être adaptée à l'état de santé de la patiente et aux recommandations du médecin.

Systèmes de pompe à pression : Pour les patientes à haut risque de thrombose ou post-opératoires, un système de pompe à pression intermittente peut être utilisé, simulant les mouvements des jambes par gonflage et dégonflage périodiques, ce qui améliore la circulation sanguine.

2. Méthodes de port et précautions

Temps et fréquence : Il est recommandé de commencer à utiliser la compression le matin ou en cas d'aggravation des symptômes, afin de fournir un soutien en pression continu.

Port correct : Il faut éviter les plis et une compression excessive pour garantir une pression uniforme tout en veillant au confort et à la tolérance de la patiente.

IV. AVANTAGES ET LIMITATIONS DU TRAITEMENT PAR COMPRESSION PENDANT LA GROSSESSE

1. Avantages

Sécurité élevée : Le traitement par compression est une intervention non médicamenteuse qui ne présente pas d'effets secondaires systémiques pour le fœtus et la mère, ce qui le rend particulièrement adapté pendant la grossesse.

Facilité d'utilisation : Le traitement peut être effectué à domicile, sans équipements médicaux complexes, et il est pratique pour un usage à long terme avec la possibilité d'ajuster la pression à tout moment.

2. Limitations

Variabilité individuelle : Les patientes présentent une tolérance et des effets variables au traitement par compression, et certaines peuvent ne pas pouvoir le supporter en raison d'inconfort ou de sensibilité cutanée.

Dépendance : Dans certains cas, l'utilisation seule du traitement par compression peut être limitée, et il peut être nécessaire de le combiner avec d'autres traitements pour obtenir des résultats optimaux.

V. Surveillance clinique et évaluation des effets du traitement par compression

1. Évaluation de l'amélioration du retour veineux

L'échographie Doppler peut être utilisée pour surveiller dynamiquement la vitesse du flux sanguin veineux des membres inférieurs et l'état du retour veineux, afin d'évaluer l'efficacité réelle du traitement par compression.

2. Évaluation du soulagement des symptômes

Le soulagement des symptômes tels que la sensation de lourdeur, de douleur et l'œdème dans les jambes est un indicateur clé de l'efficacité du traitement par compression. Ces effets peuvent être évalués par un suivi régulier des patientes.

3. Impact sur les résultats de la grossesse

Des études montrent que le traitement par compression pendant la grossesse réduit l'incidence des complications liées aux thromboses, améliore la charge sur le système veineux pendant la grossesse et garantit la sécurité des mères et des fœtus.

VI. Stratégies d'application conjointe du traitement par compression

1. Association avec un traitement médicamenteux

Sur la base d'un traitement anticoagulant, le traitement par compression peut renforcer le retour sanguin, réduisant ainsi le risque de formation de thromboses.

2. Association avec la gestion de la position

L'élévation des jambes ou la position couchée sur le côté gauche, combinée avec le traitement par compression, peut améliorer de manière significative le retour veineux, notamment chez les patientes alitées de longue durée.

3. Association avec la thérapie par exercice

Des exercices modérés pour les jambes, pratiqués dans des conditions de sécurité, en complément du traitement par compression, peuvent réduire davantage le risque de stase sanguine et de formation de thromboses.

VII. Progrès de la recherche et perspectives du traitement par compression pendant la grossesse

1. Application de dispositifs innovants

Les nouveaux dispositifs de pression intelligents peuvent ajuster automatiquement le gradient de pression en fonction de l'état de la patiente, offrant ainsi un traitement personnalisé pour les femmes enceintes.

2. Recherche sur les effets à long terme

Les effets protecteurs du traitement par compression sur le système veineux pendant la grossesse et après l'accouchement représentent une direction importante pour les recherches futures.

Section III : Interventions sur l'alimentation et le mode de vie

I. Importance des interventions alimentaires

1. Facteurs nutritionnels liés à la formation de thrombose pendant la grossesse

Les besoins métaboliques accrus et les changements hormonaux pendant la grossesse influencent de manière significative le système de coagulation, et une alimentation mal équilibrée peut augmenter le risque de thrombose. Ajuster scientifiquement l'alimentation pour améliorer la viscosité sanguine et l'état métabolique est crucial pour la prévention des thromboses veineuses.

2. Objectifs des interventions alimentaires

Les interventions alimentaires visent à améliorer l'équilibre entre la coagulation et l'anticoagulation chez la femme enceinte grâce à une alimentation équilibrée, à favoriser une circulation sanguine saine, à réduire la probabilité de stase veineuse et à satisfaire les besoins nutritionnels de la mère et du fœtus pendant la grossesse.

II. Recommandations alimentaires pendant la grossesse

1. Augmenter la consommation d'aliments riches en antioxydants

- Légumes et fruits : Les légumes à feuilles vertes comme les épinards, le chou frisé, ainsi que les fruits riches en vitamine C comme les agrumes et les kiwis aident à améliorer la circulation sanguine et à réduire l'inflammation des vaisseaux.
- Noix riches en vitamine E : Les amandes, les noisettes, contribuent à inhiber l'agrégation plaquettaire et à réduire le risque de thrombose.

2. Consommer des protéines de haute qualité

➢ Poissons de mer et viandes maigres : Le saumon, la morue et le poulet sont riches en acides gras oméga-3 et en protéines de qualité, améliorant la fluidité sanguine et ayant un effet anti-inflammatoire.

➢ Protéines végétales : Les produits à base de soja apportent non seulement des protéines, mais aussi des fibres alimentaires bénéfiques pour la santé intestinale.

3. Réduire les aliments riches en graisses et en sucre

➢ Contrôler la consommation de graisses saturées : Réduire les graisses animales et éviter les aliments riches en cholestérol, qui augmentent la viscosité sanguine.

➢ Réduire les aliments transformés : Éviter les boissons sucrées et les aliments riches en sodium, car ils peuvent provoquer un œdème et des troubles métaboliques.

III. Ajustements du mode de vie pendant la grossesse

1. Rôle de l'activité physique

➢ Exercice modéré : Les femmes enceintes peuvent pratiquer des activités physiques de faible intensité, comme la marche ou le yoga prénatal, pour améliorer la circulation sanguine des membres inférieurs et prévenir la formation de thromboses.

➢ Éviter de rester trop longtemps assise ou debout : Le fait de rester longtemps assise ou debout augmente la pression dans les veines des membres inférieurs. Il est conseillé de bouger régulièrement les jambes ou de les surélever pour réduire les troubles du retour veineux.

2. Apport suffisant en eau

➢ Favoriser la dilution du sang : Boire suffisamment d'eau chaque jour peut réduire la viscosité du sang et améliorer la circulation sanguine. Il est recommandé de boire entre 1500 et 2000 ml d'eau par jour, avec des ajustements selon le climat et l'activité physique.

➢ Éviter la déshydratation : La déshydratation pendant la grossesse peut augmenter la concentration du sang, il est donc important de bien s'hydrater en cas de chaleur ou après l'exercice.

IV. Erreurs courantes du mode de vie et stratégies pour y remédier

1. Erreur : Rester au lit en excès

Certaines femmes enceintes, craignant que l'exercice entraîne un accouchement prématuré, choisissent de rester au lit, ce qui peut en réalité augmenter le risque de thrombose veineuse. Il est important de planifier méthodiquement les périodes d'activité et de repos.

2. Erreur : Complémentation excessive en aliments caloriques

Certaines femmes enceintes pensent qu'elles doivent consommer une grande quantité de nourriture pendant la grossesse, ce qui peut entraîner un gain de poids rapide et augmenter le risque de thrombose. Il est recommandé de maintenir une alimentation équilibrée et de surveiller l'évolution de son poids.

V. Interventions personnalisées pour les groupes à risque

1. Femmes enceintes obèses

Les femmes enceintes obèses ont un risque accru de thrombose veineuse. Elles doivent contrôler strictement leur apport calorique sous la supervision d'un diététicien, privilégier les aliments faibles en graisses et riches en fibres, tout en augmentant leur niveau d'activité physique dans les limites qu'impose leur sécurité.

2. Femmes enceintes ayant des antécédents de thrombose

Les femmes enceintes ayant des antécédents de thrombose veineuse doivent suivre un régime alimentaire plus strict sous la supervision d'un médecin, en association avec un traitement anticoagulant.

VI. Effets à long terme des interventions alimentaires et du mode de vie

1. Prévention des complications pendant la grossesse

Les interventions alimentaires et du mode de vie, lorsqu'elles sont menées de manière scientifique, réduisent non seulement le risque de thrombose veineuse, mais également les risques d'hypertension gravidique, de diabète gestationnel et d'autres complications pendant la grossesse.

2. Amélioration de la récupération post-partum

Un mode de vie sain contribue positivement à la récupération post-partum, favorise la récupération rapide des fonctions métaboliques de la mère et réduit les complications à long terme liées aux thromboses.

VII. Éducation et sensibilisation à l'alimentation et au mode de vie

1. Éducation à la santé pendant la grossesse

Grâce à l'éducation prénatale et au suivi par le médecin de famille, il est possible de renforcer la sensibilisation des femmes enceintes et de leurs familles à l'importance d'une alimentation saine et d'un mode de vie équilibré, favorisant ainsi la mise en œuvre à long terme des mesures d'intervention.

2. Services de conseil personnalisés

Des programmes personnalisés d'amélioration de l'alimentation et du mode de vie, basés sur les caractéristiques et les besoins individuels des femmes enceintes, doivent être élaborés pour assurer l'efficacité et la faisabilité des mesures d'intervention.

Section IV : Soutien psychologique et gestion des émotions

I. Importance de la santé mentale pour les patientes atteintes de thrombose veineuse pendant la grossesse

L'état psychologique des femmes enceintes influence directement l'apparition de la maladie et les résultats du traitement. Les fluctuations hormonales, l'inconfort physique et les préoccupations concernant la santé du fœtus peuvent souvent entraîner de l'anxiété, de la dépression et d'autres problèmes psychologiques. Ces émotions négatives affectent non seulement la circulation sanguine et augmentent le risque de thrombose, mais peuvent également réduire l'observance du traitement et entraîner des issues défavorables pour la mère et l'enfant. L'objectif du soutien psychologique est de soulager le stress émotionnel, renforcer la capacité d'adaptation et améliorer le bien-être général.

II. Manifestations et identification des problèmes psychologiques courants

Les patientes atteintes de thrombose veineuse pendant la grossesse peuvent ressentir un fardeau psychologique en raison des restrictions liées à la maladie et au traitement. L'anxiété se manifeste généralement par une tension continue, des palpitations, une difficulté à se concentrer ; la dépression se caractérise par une humeur basse, une perte d'intérêt et des troubles du sommeil. Certaines patientes peuvent être extrêmement préoccupées par leur propre santé et celle du fœtus, ce qui peut perturber leur vie quotidienne. Le personnel médical et les proches doivent être attentifs aux changements émotionnels de la patiente et offrir de l'aide ou consulter un psychologue si nécessaire.

III. Méthodes principales de soutien psychologique

Le soutien psychologique repose sur l'établissement d'une bonne relation médecin-patient. Le personnel médical doit communiquer avec patience, expliquer le processus de la maladie et le plan de traitement pour alléger le fardeau psychologique de la patiente. Le soutien familial est également essentiel, les proches doivent encourager la femme enceinte avec compréhension et bienveillance, en évitant les reproches et l'indifférence. De plus, des thérapies artistiques, des discussions ouvertes et d'autres approches peuvent aider la patiente à libérer ses émotions et à mieux faire face à la maladie et aux défis de la grossesse.

IV. Stratégies concrètes de gestion des émotions

Les techniques de relaxation sont des outils efficaces de gestion des émotions, comme la respiration abdominale et la méditation pour aider la patiente à se détendre. L'exercice modéré, comme le yoga prénatal ou des promenades légères, améliore l'humeur, favorise la circulation sanguine et réduit le risque de thrombose. De plus, l'établissement d'un emploi du temps régulier aide à maintenir un bon rythme de vie et réduit le stress psychologique.

V. RÔLE DES SYSTÈMES DE SOUTIEN SOCIAL

Les groupes de soutien pendant la grossesse peuvent offrir aux femmes enceintes une plateforme pour partager et échanger, créant ainsi un sentiment d'accompagnement et de résonance. Les ressources communautaires, comme les lignes de soutien psychologique et les services de soins prénatals, peuvent fournir une aide professionnelle supplémentaire et résoudre rapidement les préoccupations psychologiques. La mise en place de ces systèmes de soutien est essentielle pour la santé mentale à long terme des patientes atteintes de thrombose veineuse pendant la grossesse.

VI. CONTINUITÉ DU SOUTIEN PSYCHOLOGIQUE ET GESTION POST-PARTUM

L'impact des interventions psychologiques pendant la grossesse se reflète non seulement dans le présent, mais aussi dans l'état mental et le processus de récupération post-partum. En raison du stress lié au changement de rôle et à la récupération physique, certaines femmes peuvent ressentir à nouveau de l'anxiété ou de la dépression après l'accouchement, nécessitant un soutien psychologique continu pour garantir la santé de la mère et de l'enfant. Une intervention psychologique systématique peut réduire efficacement l'incidence des problèmes psychologiques pendant la grossesse et le post-partum, améliorant ainsi la qualité de vie des patientes.

Grâce à un soutien psychologique et à une gestion des émotions scientifiques, il est possible de réduire la charge psychologique des patientes atteintes de thrombose veineuse pendant la grossesse, d'améliorer leur capacité à gérer la maladie et de favoriser des résultats de santé bénéfiques pour la mère et l'enfant.

Chapitre 6
Traitement anticoagulant

Le traitement anticoagulant de la thrombose veineuse pendant la grossesse est une mesure clé dans la gestion de la thrombose veineuse (VTE), jouant un rôle essentiel dans la réduction du risque de formation de caillots et l'amélioration du pronostic clinique. Cependant, les particularités, la complexité et les risques potentiels du traitement anticoagulant pendant la grossesse rendent son application clinique particulièrement difficile. Les stratégies de traitement anticoagulant pendant la grossesse sont influencées par de nombreux facteurs, tels que les changements hémodynamiques pendant la grossesse, les caractéristiques pharmacocinétiques des médicaments, la sécurité materno-fœtale et l'évaluation des risques individualisés. Pendant la grossesse, en raison de l'état hypercoagulable du sang, le risque de thrombose augmente de manière significative, mais en même temps, la présence du placenta, les caractéristiques de distribution des médicaments entre la mère et le fœtus, ainsi que les effets potentiels des médicaments sur le développement fœtal nécessitent une sélection extrêmement prudente du traitement. Lors de l'élaboration du plan de traitement, il est crucial de considérer la sécurité à la fois pour la mère et l'enfant, en suivant les principes d'"évaluation individualisée et traitement ciblé", afin d'atteindre le meilleur effet thérapeutique et minimiser les effets indésirables.

Actuellement, l'héparine de bas poids moléculaire (HBPM) est largement utilisée dans la prévention et le traitement de la VTE pendant la grossesse en raison de sa sécurité et de son efficacité. Son mécanisme d'action est bien défini, elle ne nécessite pas de surveillance fréquente et son impact sur le fœtus est limité, ce qui en fait le médicament de choix pour le traitement anticoagulant pendant la grossesse. Cependant, pour les patientes ayant des antécédents médicaux spécifiques ou un risque accru de saignement, le choix du traitement doit être plus flexible. Les antagonistes de la vitamine K, tels que la warfarine, bien qu'utilisés couramment chez les personnes non enceintes, peuvent causer des malformations fœtales au début de la grossesse et augmenter le risque de saignement lors de l'accouchement au troisième trimestre, ce qui limite strictement leur utilisation. De plus, bien que les nouveaux anticoagulants oraux (NOACs) aient montré de bons résultats dans la population générale, en raison du manque de données sur leur sécurité pendant la grossesse, ils ne sont pas recommandés pour les patientes enceintes.

Le moment et la durée du traitement anticoagulant représentent un autre point clé des décisions cliniques. Le traitement de la VTE pendant la grossesse doit généralement durer toute la grossesse et se poursuivre pendant la période post-partum. Pour les patientes ayant des antécédents de thrombose ou d'autres facteurs de risque, un traitement anticoagulant préventif doit être instauré dès le début de la grossesse. Pour les patientes diagnostiquées avec une VTE, le traitement anticoagulant thérapeutique doit être débuté dès que possible afin de prévenir la progression de la thrombose et la survenue d'événements emboliques. Des recherches montrent également que la surveillance personnalisée de l'efficacité et de la sécurité du traitement anticoagulant, comme la surveillance dynamique du niveau d'antithrombine Xa, peut optimiser davantage le traitement.

La mise en œuvre du traitement anticoagulant pendant la grossesse dépend non seulement du choix des médicaments et de l'ajustement des doses, mais aussi de la gestion globale de la santé de la patiente. La VTE pendant la grossesse est souvent associée à d'autres complications de la grossesse telles que l'hypertension gestationnelle et le diabète gestationnel, ce qui rend la collaboration multidisciplinaire particulièrement importante. Dans le cadre du processus clinique, il est essentiel d'accorder une attention particulière à l'éducation des patientes et de leurs familles, afin d'améliorer leur compréhension de la maladie et de leur adhérence au traitement, ce qui permet de réduire le taux d'événements défavorables pour la mère et l'enfant.

Ce chapitre expliquera en détail les éléments clés du traitement anticoagulant pendant la grossesse, y compris le choix des médicaments et l'ajustement des doses, la décision du moment et de la durée du traitement, la gestion des situations particulières, ainsi que la surveillance de la sécurité et le suivi. À travers une analyse approfondie des dernières lignes directrices et des résultats de recherches, combinée à des études de cas cliniques, ce chapitre vise à fournir une base scientifique et des orientations pratiques pour le traitement anticoagulant de la VTE pendant la grossesse.

Chapitre 6
Traitement anticoagulant

SECTION I : PRINCIPES DU TRAITEMENT ANTICOAGULANT

I. ÉVALUATION INDIVIDUALISÉE ET TRAITEMENT PRÉCIS

Le principe fondamental du traitement anticoagulant pendant la grossesse est l'évaluation individualisée et le traitement précis. Ce principe exige que, lors de l'élaboration du plan de traitement, on tienne pleinement compte de l'état clinique spécifique de la patiente, de ses antécédents médicaux, de l'évaluation du risque thrombotique, du risque hémorragique, ainsi que des changements physiologiques à différents stades de la grossesse. Par exemple, pour une femme enceinte ayant des antécédents de thrombose veineuse, associée à des facteurs de risque tels que l'obésité ou un trouble héréditaire de la coagulation, un traitement anticoagulant prophylactique doit commencer dès le début de la grossesse, avec des ajustements réguliers de la dose et de la stratégie. En revanche, pour les femmes enceintes sans facteurs de risque clairs, l'utilisation de médicaments doit être soigneusement pesée. L'individualisation repose également sur l'intégration des résultats des examens complémentaires, tels que les niveaux de D-dimères, les tests de fonction de la coagulation et les examens radiologiques, afin d'évaluer dynamiquement le risque thrombotique et l'efficacité du traitement. De plus, les besoins et la tolérance au traitement anticoagulant varient au cours des différentes étapes de la grossesse (début, fin et période post-partum), ce qui nécessite des ajustements du traitement pour s'adapter à la situation réelle de la patiente.

I. SÉCURITÉ AVANT TOUT ET ÉQUILIBRE MÈRE-FŒTUS

Lors du traitement anticoagulant pendant la grossesse, la sécurité de la mère et de l'enfant est le principe le plus important. Tout médicament anticoagulant doit être évalué en fonction des bénéfices pour la mère et des risques potentiels pour le fœtus. Par exemple, l'héparine de bas poids moléculaire (HBPM), qui ne traverse pas la barrière placentaire et a presque aucun effet sur le fœtus, est le traitement anticoagulant de choix pendant la grossesse. Cependant, son utilisation nécessite un suivi régulier de l'état de la coagulation et du risque hémorragique pour éviter un surdosage entraînant des hémorragies maternelles ou un sous-dosage compromettant l'efficacité du traitement.

Concernant la sécurité du fœtus, les antagonistes de la vitamine K comme la warfarine peuvent provoquer des malformations fœtales au début de la grossesse, et leur utilisation en fin de grossesse augmente le risque d'hémorragie intracrânienne chez le nouveau-né, c'est pourquoi ils ne sont utilisés que dans des cas exceptionnels. Quant aux nouveaux anticoagulants oraux (ACO), bien qu'efficaces chez les populations non enceintes, leur sécurité durant la grossesse étant insuffisamment documentée, ils sont généralement déconseillés.

II. SURVEILLANCE DYNAMIQUE ET AJUSTEMENT DES DOSES

Le traitement anticoagulant pendant la grossesse doit se poursuivre tout au long de la grossesse et de la période post-partum, et la surveillance dynamique ainsi que l'ajustement des doses sont essentiels pour garantir son succès. Pendant la grossesse, le volume sanguin et le taux de filtration glomérulaire accrus peuvent affecter le métabolisme des médicaments, ce qui peut influencer l'efficacité du traitement anticoagulant. En pratique clinique, on ajuste généralement la dose d'HBPM en surveillant le niveau d'anticoagulation par la mesure du facteur Xa afin d'assurer la sécurité et l'efficacité du traitement.

De plus, avant l'accouchement, le traitement anticoagulant doit être suspendu ou ajusté en fonction de la situation de la patiente pour réduire le risque d'hémorragie à l'accouchement. Par exemple, pour les femmes enceintes planifiant une césarienne, l'HBPM est souvent arrêtée 24 heures avant l'intervention. Après l'accouchement, qu'il soit par voie naturelle ou par césarienne, le traitement anticoagulant doit être repris rapidement pour réduire le risque de thrombose post-partum.

III. ÉQUILIBRE ENTRE ANTICOAGULATION PROPHYLACTIQUE ET THÉRAPEUTIQUE

Le traitement anticoagulant pendant la grossesse peut être prophylactique ou thérapeutique. L'anticoagulation prophylactique s'applique aux femmes enceintes présentant des facteurs de risque de thrombose mais n'ayant pas encore développé de thrombus, dans le but de réduire le taux d'incidence des thromboses. L'anticoagulation thérapeutique est utilisée pour les patientes ayant un diagnostic de thrombose veineuse profonde (TVP) ou d'embolie pulmonaire (EP), dans le but de prévenir l'extension du thrombus et la survenue de complications.

En pratique, l'anticoagulation prophylactique utilise généralement une faible dose d'HBPM, tandis que l'anticoagulation thérapeutique nécessite des doses plus élevées. Les doses et la durée du traitement sont ajustées dynamiquement en fonction de l'état clinique de la patiente, tout en évitant les traitements excessifs ou le sous-estimation des risques.

IV. COLLABORATION MULTIDISCIPLINAIRE ET GESTION GLOBALE

Le traitement anticoagulant pendant la grossesse implique plusieurs spécialités, notamment la gynécologie obstétrique, la chirurgie vasculaire, l'anesthésie et la pédiatrie, rendant la collaboration multidisciplinaire essentielle. En intégrant les connaissances spécialisées de différentes disciplines, il est possible de proposer un plan de traitement complet et adapté à chaque patiente.

Dans ce cadre, l'éducation des patientes et de leurs familles, ainsi que leur participation active, sont des étapes clés. Les professionnels de santé doivent expliquer en détail la nécessité du traitement anticoagulant, ses risques potentiels et les précautions à prendre, afin de favoriser l'adhésion au traitement et renforcer la confiance des patientes.

V. ÉQUILIBRE DYNAMIQUE ENTRE RISQUES ET BÉNÉFICES DU TRAITEMENT

Tout au long du traitement anticoagulant, il est crucial de maintenir un équilibre entre les risques et les bénéfices, particulièrement à différents stades de la grossesse. Par exemple, pendant la grossesse, l'objectif principal est de prévenir la formation de thrombus, tandis que pendant la période post-partum, l'accent doit être mis sur la gestion du risque hémorragique. Quel que soit le plan thérapeutique choisi, il est essentiel de maintenir une pression artérielle dans des limites normales, afin d'éviter des hémorragies graves, voire fatales, liées à l'anticoagulation. Lors du choix du traitement, il convient de tenir compte de l'état clinique de la patiente et de la phase de la grossesse, en ajustant le plan thérapeutique de manière dynamique pour obtenir le meilleur résultat possible.

En résumé, le traitement anticoagulant pendant la grossesse doit suivre des principes d'individualisation, de dynamique et de sécurité, avec une gestion scientifique et normative, afin de réduire au maximum les risques thromboemboliques et de garantir la sécurité de la mère et de l'enfant.

SECTION II : HÉPARINE DE BAS POIDS MOLÉCULAIRE

I. CARACTÉRISTIQUES PHARMACOLOGIQUES DE L'HÉPARINE DE BAS POIDS MOLÉCULAIRE

L'héparine de bas poids moléculaire (HBPM) est un médicament anticoagulant dérivé de l'héparine classique, caractérisé par une faible masse moléculaire, une action anticoagulante stable et une facilité d'utilisation. Son principal mécanisme d'action consiste à augmenter l'activité de l'antithrombine III, inhibant ainsi les facteurs de coagulation Xa et une petite quantité de thrombine IIa, ce qui empêche la formation de thrombus. Par rapport à l'héparine classique, l'héparine de bas poids moléculaire est plus sûre et plus fiable pendant la grossesse, car son effet anticoagulant est plus prévisible et elle entraîne moins souvent des complications graves telles que des saignements ou une thrombocytopénie.

Un autre avantage important de l'héparine de bas poids moléculaire pendant la grossesse est qu'elle ne traverse pas la barrière placentaire, ce qui la rend sans impact notable sur le fœtus. De plus, sa demi-vie plus longue permet une injection quotidienne ou biquotidienne, ce qui simplifie considérablement le traitement et améliore l'adhésion des patientes au traitement.

II. INDICATIONS ET MOMENT DE L'ADMINISTRATION DE L'HÉPARINE DE BAS POIDS MOLÉCULAIRE

Les indications principales pour l'héparine de bas poids moléculaire pendant la grossesse incluent la prévention et le traitement de la thrombose veineuse thromboembolique (VTE). Les situations suivantes recommandent généralement l'utilisation de l'héparine de bas poids moléculaire :

1. Antécédents de VTE : Pour les femmes enceintes ayant des antécédents de thrombose veineuse, en particulier celles ayant des troubles de la coagulation héréditaires comme le syndrome des antiphospholipides ou la déficience en protéines C/S, un traitement prophylactique par héparine de bas poids moléculaire est recommandé pendant la grossesse.
2. VTE survenant pendant la grossesse : L'héparine de bas poids moléculaire est le médicament de choix pour le traitement de la thrombose veineuse profonde et de l'embolie pulmonaire pendant la grossesse, en raison de son efficacité rapide et de sa facilité de surveillance.
3. Autres populations à haut risque : Les femmes enceintes obèses, alitées de manière prolongée ou présentant des complications graves comme la prééclampsie ou des infections sévères peuvent bénéficier de l'héparine de bas poids moléculaire pour réduire significativement le risque de thrombose.

Le moment de l'administration doit être ajusté en fonction de la phase de la grossesse et des risques spécifiques. En général, le traitement commence dès le diagnostic et est suspendu 24 heures avant l'accouchement, puis réintroduit après 48 heures suivant l'accouchement, en fonction de la situation.

III. CHOIX DE LA DOSE ET AJUSTEMENT DE L'HÉPARINE DE BAS POIDS MOLÉCULAIRE

La dose d'héparine de bas poids moléculaire pendant la grossesse doit être ajustée en fonction du poids de la patiente et des objectifs thérapeutiques. Généralement, la dose prophylactique est de 40 mg par injection sous-cutanée par jour (héparine de bas poids moléculaire couramment utilisée : énoxaparine), tandis que la dose thérapeutique est ajustée en fonction du poids corporel, avec une injection de 1 mg/kg toutes les 12 heures.

En raison de l'augmentation du volume sanguin et du taux de filtration glomérulaire pendant la grossesse, qui peuvent affecter le métabolisme du médicament, il est nécessaire de surveiller l'activité de l'antithrombine Xa pour évaluer l'efficacité du traitement. En règle générale, l'objectif de l'activité de Xa est de 0,6-1,0 UI/ml pour l'anticoagulation thérapeutique et de 0,2-0,4 UI/ml pour l'anticoagulation prophylactique.

IV. SÉCURITÉ ET EFFETS INDÉSIRABLES COURANTS DE L'HÉPARINE DE BAS POIDS MOLÉCULAIRE

L'héparine de bas poids moléculaire présente un profil de sécurité élevé pendant la grossesse, mais il est important de surveiller ses effets indésirables potentiels :

1. Hémorragies : Bien que le risque soit plus faible que celui de l'héparine classique, des saignements légers ou graves peuvent survenir, en particulier en cas de surdosage ou de facteurs de risque hémorragiques associés.
2. Réactions au site d'injection : Certaines patientes peuvent présenter des ecchymoses locales, des douleurs ou des nodules sous-cutanés, mais ces effets n'affectent généralement pas le traitement.
3. Anomalies de la fonction hépatique : Des élévations transitoires des enzymes hépatiques peuvent survenir chez certaines patientes, nécessitant une surveillance régulière des fonctions hépatiques.

Pour réduire les risques d'effets indésirables, il est conseillé de suivre les recommandations d'un professionnel de santé, de surveiller régulièrement la fonction de coagulation et les fonctions hépatiques et rénales, et d'ajuster les doses ou d'interrompre le traitement si nécessaire.

V. GESTION DE L'HÉPARINE DE BAS POIDS MOLÉCULAIRE PENDANT L'ACCOUCHEMENT ET LE POST-PARTUM

L'utilisation de l'héparine de bas poids moléculaire pendant l'accouchement nécessite des précautions particulières pour minimiser le risque de saignement post-partum. Le traitement est généralement suspendu 24 heures avant un accouchement programmé (par exemple, une césarienne), tandis que pour un accouchement vaginal, le moment de l'arrêt du traitement doit être ajusté en fonction des signes cliniques de travail. Après l'accouchement, en particulier après une césarienne, l'héparine de bas poids moléculaire est généralement reprise 48 heures après l'accouchement, avec une évaluation du risque thrombotique pour déterminer la durée du traitement. Il est généralement recommandé de poursuivre le traitement pendant 6 semaines après l'accouchement pour minimiser le risque de thrombose post-partum.

VI. Utilisation de l'héparine de bas poids moléculaire dans des situations spéciales

Dans des cas particuliers de grossesse, l'utilisation de l'héparine de bas poids moléculaire doit être ajustée en fonction de la situation clinique :

1. Syndrome des antiphospholipides : L'héparine de bas poids moléculaire est souvent associée à de faibles doses d'aspirine pour réduire encore le risque de thrombose.
2. Grossesse multiple : Les grossesses multiples présentent un risque thrombotique plus élevé, ce qui nécessite une surveillance stricte et un ajustement des doses d'héparine de bas poids moléculaire.
3. Complications de la grossesse : En cas d'hypertension gestationnelle, de décollement placentaire ou d'autres complications, l'administration du médicament doit être réalisée sous surveillance étroite et souvent en association avec d'autres traitements pour assurer la sécurité de la mère et de l'enfant.

VII. Éducation des patientes et gestion de l'adhésion au traitement

Le succès du traitement par héparine de bas poids moléculaire pendant la grossesse dépend largement de la compréhension et de la coopération des patientes. Les professionnels de santé doivent expliquer en détail la nécessité du traitement, la reconnaissance des effets indésirables et la manière de les gérer, ainsi que la technique correcte d'injection sous-cutanée, pour améliorer l'adhésion des patientes au traitement.

En résumé, l'héparine de bas poids moléculaire joue un rôle irremplaçable dans la prévention et le traitement des thromboses veineuses pendant la grossesse, et son utilisation appropriée peut réduire de manière significative l'incidence des complications maternelles et fœtales liées à la thrombose. Par un ajustement individualisé des doses, une surveillance dynamique et une collaboration multidisciplinaire, il est possible d'assurer l'efficacité du traitement tout en minimisant les risques pour la mère et l'enfant.

SECTION III : NOUVEAUX ANTICOAGULANTS ORAUX

I. VUE D'ENSEMBLE DES NOUVEAUX ANTICOAGULANTS ORAUX

Les nouveaux anticoagulants oraux (NACO), y compris les inhibiteurs directs de la thrombine tels que le dabigatran et les inhibiteurs directs du facteur Xa tels que le rivaroxaban et l'apixaban, sont de plus en plus utilisés dans la prévention et le traitement des thromboses veineuses thromboemboliques (VTE) en raison de leur prise orale pratique, de leur effet anticoagulant stable et de l'absence de surveillance régulière requise. Par rapport aux anticoagulants oraux traditionnels comme la warfarine, les NACO présentent moins d'interactions avec les aliments et les médicaments, offrant ainsi une sécurité et une observance du traitement accrues.

Cependant, l'utilisation des NACO pendant la grossesse reste controversée. La principale raison en est le manque de données de recherche disponibles et l'absence de conclusions claires concernant leur sécurité et leur impact potentiel sur le fœtus. Les directives internationales actuelles recommandent généralement de ne pas utiliser les NACO pendant la grossesse, sauf dans des situations particulières où d'autres options anticoagulantes ne sont pas possibles.

II. MÉCANISME D'ACTION ET CARACTÉRISTIQUES DES NACO

Les NACO agissent principalement en ciblant spécifiquement des facteurs clés du système de coagulation tels que la thrombine ou le facteur Xa, permettant ainsi un effet anticoagulant rapide et prévisible. Leurs principales caractéristiques sont les suivantes :

1. **Action rapide** : Les NACO ont un temps d'action court, atteignant généralement leur effet maximal 2 à 4 heures après la première prise.
2. **Efficacité stable** : Il n'est pas nécessaire de surveiller fréquemment le rapport international normalisé (INR), simplifiant ainsi le processus thérapeutique.
3. **Demi-vie relativement courte** : La demi-vie des NACO varie généralement de 12 à 17 heures, ce qui permet une flexibilité dans l'ajustement du traitement.

Pour les patientes enceintes, l'utilisation des NACO doit être soigneusement considérée en fonction des caractéristiques du médicament, de la perméabilité placentaire et des différences individuelles, afin d'élaborer le meilleur plan de traitement.

III. Indications et restrictions des NACO pendant la grossesse

L'application des NACO pendant la grossesse est principalement limitée par leurs risques potentiels et les données cliniques limitées disponibles. Voici les indications et restrictions courantes pour l'utilisation des NACO pendant la grossesse :

1. **Indications** : Pour les patientes qui ont une contre-indication aux anticoagulants traditionnels tels que l'héparine de bas poids moléculaire ou la warfarine, ou qui les tolèrent mal, en particulier celles présentant des valves mécaniques ou des thromboses récurrentes, les NACO peuvent être envisagés après une évaluation des risques et des bénéfices.
2. **Restrictions** : Certains NACO peuvent traverser la barrière placentaire, mais l'impact potentiel sur le fœtus reste incertain. De plus, la puissance anticoagulante des NACO peut augmenter le risque de saignement pendant la grossesse et l'accouchement.

IV. Évaluation de la sécurité des NACO pendant la grossesse

À ce jour, les études sur la sécurité de l'utilisation des NACO pendant la grossesse se sont principalement concentrées sur des expériences animales et des rapports de cas :

1. **Recherches animales** : Les études animales ont montré que des doses élevées de NACO pouvaient avoir des effets néfastes sur le développement embryonnaire, mais leur applicabilité à l'homme nécessite encore des études supplémentaires.
2. **Rapports de cas** : Certaines études de cas ont suggéré que des patientes enceintes utilisant des NACO n'ont pas développé de complications graves, tant pour la mère que pour le fœtus, mais ces études sont de petite taille et leurs conclusions ne sont pas généralisables.

Par conséquent, l'utilisation des NACO pendant la grossesse doit être prudente et ne doit être envisagée que lorsque les bénéfices sont clairement supérieurs aux risques, et sous étroite surveillance par un spécialiste.

V. Arrêt des NACO et gestion de l'accouchement

Les patientes enceintes doivent être particulièrement attentives au moment d'arrêter les NACO avant l'accouchement afin de réduire le risque de saignement pendant et après l'accouchement. Il est généralement recommandé de suspendre les NACO 48 heures avant l'accouchement prévu, tandis que pour un accouchement en urgence, des agents de réversion comme l'idarucizumab peuvent être utilisés pour neutraliser l'effet anticoagulant du dabigatran.

Après l'accouchement, la reprise du traitement par NACO dépendra de l'évaluation du risque de thrombose chez la patiente. Pour les femmes qui allaitent, la sécurité des NACO n'est pas encore établie, et il est recommandé de passer à des anticoagulants plus sûrs, comme l'héparine de bas poids moléculaire.

VI. Utilisation des NACO dans des situations spéciales de grossesse

1. **Maladies cardiaques associées** : Si une femme enceinte présente une fibrillation auriculaire non valvulaire et ne tolère pas d'autres anticoagulants, l'utilisation des NACO peut être envisagée avec précaution.
2. **Thromboses récurrentes** : Pour les patientes ayant des épisodes répétés de VTE pendant la grossesse, et lorsque les autres anticoagulants sont insuffisants, les NACO peuvent être essayés, mais un suivi rigoureux est nécessaire.

VII. Perspectives d'avenir

Avec l'approfondissement des recherches sur la sécurité et l'efficacité des NACO, il est possible que de nouveaux anticoagulants plus adaptés à la grossesse soient développés. Toutefois, à l'heure actuelle, l'héparine de bas poids moléculaire demeure le traitement de première intention pour l'anticoagulation pendant la grossesse, et les NACO ne doivent être envisagés que comme une option de dernier recours dans des situations spécifiques.

SECTION IV : LA WARFARINE

I. CARACTÉRISTIQUES DE BASE ET MÉCANISME D'ACTION DE LA WARFARINE

La warfarine est un anticoagulant classique, un antagoniste de la vitamine K, qui agit en inhibant l'activité des facteurs de coagulation II, VII, IX et X dépendants de la vitamine K, ce qui permet d'obtenir un effet anticoagulant. Son effet est lent à se manifester, mais prolongé, ce qui en fait un choix adapté pour la prévention et le traitement des thromboses veineuses thromboemboliques (VTE), ainsi que pour d'autres maladies nécessitant un traitement anticoagulant à long terme.

Pendant la grossesse, l'utilisation de la warfarine est limitée par ses caractéristiques pharmacologiques. En effet, la warfarine peut traverser la barrière placentaire et causer des malformations, des saignements ou un décès intra-utérin du fœtus, ce qui justifie une utilisation extrêmement prudente, généralement envisagée uniquement dans des situations spécifiques après évaluation des risques.

II. UTILISATION DE LA WARFARINE PENDANT LA GROSSESSE

L'utilisation de la warfarine pendant la grossesse se limite principalement aux cas suivants :

1. **Patientes avec une valve mécanique** : Les femmes enceintes porteuses d'une valve cardiaque mécanique présentent un risque thrombotique très élevé et nécessitent souvent un traitement anticoagulant à long terme et puissant. Lorsque l'héparine de bas poids moléculaire ne fournit pas une protection suffisante, la warfarine peut être envisagée comme médicament de remplacement.
2. **Thromboses récurrentes** : Pour les patientes présentant des VTE récurrentes et ne répondant pas aux autres anticoagulants, la warfarine peut être utilisée entre la 13e et la 36e semaine de grossesse, sous étroite surveillance.
3. **Comorbidités particulières** : Certaines anomalies de la fonction de la coagulation, comme le syndrome des antiphospholipides, peuvent nécessiter l'utilisation combinée de la warfarine.

III. Évaluation des risques de la warfarine pendant la grossesse

Les principaux risques associés à l'utilisation de la warfarine sont les suivants :

1. **Tératogénicité** : L'utilisation de la warfarine entre la 6e et la 12e semaine de grossesse peut provoquer la « maladie de la warfarine », qui se manifeste par des malformations faciales, des anomalies du développement osseux et des troubles intellectuels. C'est la principale limitation de l'utilisation de la warfarine pendant le début de la grossesse.
2. **Saignements fœtaux** : L'effet anticoagulant de la warfarine peut provoquer des hémorragies intracrâniennes chez le fœtus ou un décès intra-utérin, avec un risque accru au cours du dernier trimestre de la grossesse ou au moment de l'accouchement.
3. **Saignements maternels** : Les femmes enceintes traitées par warfarine présentent un risque accru de saignement lors de l'accouchement, ce qui nécessite une préparation prénatale adéquate.

Ainsi, l'utilisation de la warfarine pendant la grossesse doit être basée sur une évaluation des risques, en équilibrant les bénéfices et les risques pour la mère et l'enfant.

IV. Gestion de la posologie de la warfarine pendant la grossesse

La gestion individualisée de la posologie de la warfarine est cruciale et doit être ajustée en fonction du rapport international normalisé (INR) pour garantir un effet anticoagulant optimal tout en évitant les complications hémorragiques.

1. **Posologie pendant le deuxième trimestre** : Lors de l'utilisation de la warfarine au cours du deuxième trimestre, il est nécessaire de surveiller régulièrement l'INR, avec une plage cible généralement comprise entre 2,0 et 3,0. Les ajustements de la posologie doivent être effectués avec prudence pour éviter des variations importantes.
2. **Arrêt avant l'accouchement et traitement de substitution** : Il est recommandé d'arrêter la warfarine 1 à 2 semaines avant l'accouchement prévu et de la remplacer par de l'héparine de bas poids moléculaire à action courte pour réduire le risque de saignement pendant l'accouchement.

V. Alternatives à la warfarine pendant la grossesse

En raison des risques significatifs associés à l'utilisation de la warfarine pendant la grossesse, l'héparine de bas poids moléculaire est généralement recommandée comme traitement anticoagulant de première intention. Elle présente une sécurité plus élevée, ne traverse pas la barrière placentaire et réduit considérablement les risques de complications fœtales.

VI. Sécurité de la warfarine pendant l'allaitement

Contrairement à la grossesse, l'utilisation de la warfarine pendant l'allaitement est relativement sûre. Des études montrent que la warfarine est secrétée en très petites quantités dans le lait maternel et n'a pas d'impact significatif sur le nourrisson. Toutefois, une gestion attentive de la posologie et une surveillance régulière sont toujours nécessaires.

VII. Conclusion et perspectives d'avenir

L'utilisation de la warfarine pendant la grossesse n'est pas recommandée. À l'avenir, des recherches supplémentaires permettront peut-être de développer des traitements anticoagulants plus sûrs et efficaces pour les patientes à haut risque pendant la grossesse, contribuant ainsi à réduire les risques pour la mère et l'enfant.

Section V : Surveillance et ajustement des doses

I. Besoins en surveillance du traitement anticoagulant pendant la grossesse

La grossesse est un processus physiologique complexe et dynamique, et la surveillance du traitement anticoagulant est particulièrement importante. Pendant la grossesse, des changements physiologiques tels que l'augmentation du volume sanguin, l'accélération du métabolisme hépatique et l'augmentation du taux de filtration glomérulaire peuvent affecter le métabolisme et l'efficacité des médicaments anticoagulants. Par conséquent, la surveillance régulière de l'état anticoagulant du patient est essentielle pour garantir l'efficacité et la sécurité du traitement, tout en réduisant les risques de complications maternelles et fœtales.

II. Choix des paramètres de surveillance

1. Rapport international normalisé (INR)

Pour les patientes traitées par warfarine, l'INR est l'indicateur de surveillance le plus couramment utilisé. La plage cible de l'INR pendant la grossesse est généralement de 2,0 à 3,0, et peut être ajustée en fonction des circonstances spécifiques. Un INR trop bas indique une anticoagulation insuffisante, augmentant le risque de thrombose ; un INR trop élevé indique un risque de saignement et nécessite un ajustement rapide de la dose.

2. Niveaux d'anti-Xa

Pour la surveillance de l'héparine de bas poids moléculaire, telle que l'énoxaparine, les niveaux d'anti-Xa sont un indicateur clé. Les niveaux d'anti-Xa reflètent directement l'activité anticoagulante de l'héparine, avec une plage cible recommandée de 0,6 à 1,0 UI/mL (au pic). La surveillance doit être effectuée 4 heures après l'administration pour refléter l'activité maximale du médicament.

3. Numération plaquettaire

L'héparine de bas poids moléculaire peut induire une thrombopénie causée par l'héparine (HIT), en particulier pendant la grossesse. Une surveillance régulière du nombre de plaquettes est nécessaire pour détecter et traiter précocement cette complication.

4. Autres paramètres de la fonction de coagulation

Des tests tels que le temps de céphaline activée (APTT) ou le niveau de fibrinogène, bien qu'ils ne soient pas des indicateurs de surveillance de première ligne, peuvent fournir des informations supplémentaires pour prendre des décisions thérapeutiques dans des situations particulières.

5. Fréquence et stratégie de surveillance

1. Premier trimestre

Après le début du traitement anticoagulant, il est recommandé de surveiller toutes les semaines ou toutes les deux semaines pour garantir que le traitement atteint rapidement un état stable et éviter les événements indésirables.

2. **Deuxième et troisième trimestres**

Avec l'avancement de la grossesse, les changements métaboliques maternels affectent davantage l'effet des médicaments, il est donc nécessaire de surveiller tous les 2 à 4 semaines et d'ajuster la dose en fonction des résultats. Les patientes à haut risque nécessitent une surveillance plus fréquente.

3. **Période périnatale**

La période autour de l'accouchement est une période à haut risque pour la formation de caillots et les saignements, nécessitant une surveillance plus fréquente. Avant l'accouchement, il est recommandé d'arrêter les anticoagulants à action prolongée et de les remplacer par des médicaments à action courte, comme l'héparine de bas poids moléculaire, en s'assurant que le médicament soit largement éliminé au moment de l'accouchement.

III. Principes d'ajustement de la dose

1. Médication individualisée

La grossesse présente des différences individuelles marquées, et le traitement anticoagulant doit être ajusté dynamiquement en fonction des paramètres de surveillance, afin d'éviter des schémas posologiques rigides.

2. Ajustement progressif

Lors de l'ajustement de la dose, il est recommandé d'adopter une stratégie d'ajustement progressif et modéré. Pour l'héparine de bas poids moléculaire, l'ajustement de la dose doit tenir compte des niveaux d'anti-Xa et du poids corporel de la patiente.

3. Gestion des situations particulières

En cas d'incidents comme un saignement ou une thrombose, la dose doit être immédiatement ajustée, et selon la situation, on peut envisager un arrêt temporaire du médicament, un traitement de substitution ou une surveillance renforcée.

IV. Gestion multidisciplinaire pendant la grossesse

La surveillance et l'ajustement de la dose des anticoagulants doivent être réalisés en collaboration avec une équipe multidisciplinaire comprenant des spécialistes en chirurgie vasculaire, en obstétrique, en anesthésie, en laboratoire et en pharmacie. Les consultations régulières et les discussions peuvent optimiser le plan de traitement et réduire le risque d'événements indésirables.

V. Éducation des patientes et autogestion

L'adhésion des patientes et leur capacité à gérer elles-mêmes leur traitement anticoagulant pendant la grossesse influencent directement l'efficacité du traitement. Les professionnels de santé doivent guider les patientes à reconnaître des symptômes anormaux tels que des saignements, des gonflements ou des douleurs, et organiser un suivi régulier pour évaluer l'efficacité et l'adhésion au traitement. De plus, il est important d'informer les patientes des risques et des bénéfices de l'anticoagulation pour la mère et l'enfant afin de renforcer leur confiance et améliorer leur coopération.

VI. Gestion particulière en période périnatale

L'héparine de bas poids moléculaire doit être arrêtée 12 à 24 heures avant l'accouchement. Pour les patientes devant accoucher par césarienne, un plan détaillé d'arrêt et de reprise du traitement doit être mis en place. Après l'accouchement, il est important de rétablir rapidement le traitement anticoagulant pour prévenir la formation de caillots pendant la période post-partum.

Section VI : Gestion des situations particulières

I. Hypertension gravidique associée à une thrombose veineuse profonde (TVP)

L'hypertension gravidique (pré-éclampsie) est une complication grave fréquente pendant la grossesse, caractérisée par une dysfonction endothéliale systémique, un état prothrombotique et la formation de microthrombus, augmentant ainsi considérablement le risque de thrombose veineuse profonde (TVP).

Pour les patientes atteintes de pré-éclampsie associée à une TVP, l'héparine de bas poids moléculaire (HBPM) est le médicament anticoagulant de choix, avec un ajustement de la dose en fonction du poids et des niveaux d'anti-Xa. Il est nécessaire de contrôler simultanément la pression artérielle de la patiente et d'éviter l'utilisation de médicaments antihypertenseurs susceptibles d'augmenter le risque de saignement.

II. DÉCOLLEMENT PRÉMATURÉ DU PLACENTA ASSOCIÉ À UNE TVP

En phase aiguë, la priorité est de traiter la menace vitale liée au décollement prématuré du placenta, en rétablissant la stabilité maternelle par transfusion sanguine, correction de la fonction de coagulation et stabilisation hémodynamique. Le traitement de la TVP peut être repris après l'accouchement ou une fois l'état stabilisé, en utilisant généralement de l'héparine de bas poids moléculaire pour éviter d'aggraver le risque de saignement.

III. GROSSESSE MULTIPLE ASSOCIÉE À UNE TVP

Les grossesses multiples sont à haut risque de TVP en raison de l'augmentation importante du volume sanguin et des niveaux de progestérone, ce qui représente une lourde charge pour le système sanguin.

Dès qu'une TVP est diagnostiquée, un traitement anticoagulant doit être lancé immédiatement. Pendant le traitement, il est important de surveiller la santé de la mère et du fœtus et d'ajuster la dose d'anticoagulant si nécessaire. Pour les patientes présentant un retard de croissance fœtale ou une souffrance fœtale, une surveillance obstétricale renforcée et des interventions rapides sont nécessaires.

IV. THROMBOSE ASSOCIÉE À DES MALADIES THROMBOEMBOLIQUES PENDANT LA GROSSESSE

Pour les patientes atteintes du syndrome des antiphospholipides (APS) pendant la grossesse, il est recommandé d'utiliser de l'aspirine à faible dose associée à de l'héparine de bas poids moléculaire pour prévenir la récidive de la thrombose. Pour les patientes présentant une charge thrombotique élevée, la dose d'héparine peut être augmentée et les niveaux d'anti-Xa surveillés régulièrement.

En cas de purpura thrombocytopénique thrombotique pendant la grossesse, l'échange plasmatique est le principal traitement, complété par des corticostéroïdes si nécessaire. L'anticoagulation doit être utilisée avec prudence, en fonction du niveau de plaquettes et de la fonction de coagulation, afin de déterminer si un traitement doit être lancé.

V. ARRÊT ET REPRISE DE L'ANTICOAGULATION DANS DES SITUATIONS PARTICULIÈRES

Les principales indications conditionnant l'arrêt du traitement anticoagulant incluent les saignements massifs, la nécessité d'une césarienne urgente ou des troubles graves de la fonction de coagulation.

Lorsque le risque de saignement est maîtrisé ou après la récupération post-chirurgicale, il est important de reprendre l'anticoagulation le plus tôt possible. Pour la plupart des patientes, l'héparine de bas poids moléculaire est le médicament de choix, et la dose doit être ajustée progressivement en fonction de l'état clinique.

VI. SOUTIEN PSYCHOLOGIQUE POUR LES PATIENTES ATTEINTES DE THROMBOSE PENDANT LA GROSSESSE

Le traitement anticoagulant à long terme et les états de grossesse à haut risque peuvent avoir un impact significatif sur la santé mentale des patientes. Les professionnels de santé doivent fournir un soutien psychologique aux patientes, les guider pour qu'elles comprennent correctement leur maladie et leur traitement, améliorer leur adhérence au traitement et réduire l'impact de l'anxiété sur la santé maternelle et fœtale.

Chapitre 7
Prévention et gestion globale du syndrome des antiphospholipides (APS) pendant la grossesse

Le syndrome des antiphospholipides (APS) est une maladie auto-immune caractérisée par la formation de caillots sanguins et des complications de la grossesse, pouvant entraîner des fausses couches récurrentes, des accouchements prématurés, un retard de croissance fœtale et la mort intra-utérine dans les cas graves. La gestion du syndrome des antiphospholipides pendant la grossesse reste une tâche complexe et un défi clinique, notamment en raison de l'état prothrombotique et des modifications du système immunitaire pendant la grossesse, qui augmentent les risques pour la mère et le fœtus.

D'après les dernières lignes directrices internationales sur la recherche sur le syndrome des antiphospholipides, la gestion des patientes enceintes atteintes de l'APS doit mettre l'accent sur un diagnostic précoce et des mesures préventives actives. Cliniquement, l'apparition d'événements thromboemboliques est étroitement liée à la présence, à la concentration des anticorps antiphospholipides (APA) et aux complications associées à la grossesse. L'utilisation combinée de faibles doses d'aspirine et d'héparine de bas poids moléculaire est désormais le schéma préventif standard pour l'APS pendant la grossesse. Ces interventions permettent de réduire efficacement le risque de formation de caillots sanguins et de garantir le bon déroulement de la grossesse.

Ce chapitre se concentre sur l'identification précoce, les principes de traitement et les stratégies de traitement individualisées du syndrome des antiphospholipides pendant la grossesse, en particulier en ce qui concerne le choix des anticoagulants, l'ajustement des doses, la surveillance de la grossesse et la gestion de l'accouchement. Il présente également les dernières recherches cliniques et les lignes directrices, fournissant des recommandations pratiques sur la manière de réduire les risques de saignement tout en maintenant les effets préventifs contre les caillots. L'objectif final est de garantir la santé de la mère et de l'enfant et de réduire les complications liées à l'APS, en fournissant une base scientifique et précise pour la gestion des patientes enceintes atteintes de l'APS.

Sur cette base, ce chapitre décrit en détail les principes de prévention et de gestion de l'APS pendant la grossesse, en mettant l'accent sur la nécessité d'un traitement individualisé et d'une collaboration multidisciplinaire, pour aider les cliniciens à optimiser les plans de traitement et améliorer le pronostic global des patientes enceintes atteintes du syndrome des antiphospholipides.

SECTION I : APERÇU ET RISQUES PENDANT LA GROSSESSE

I. APERÇU DU SYNDROME DES ANTIPHOSPHOLIPIDES (APS)

Le syndrome des antiphospholipides (APS) est une maladie auto-immune principalement caractérisée par un état de prothrombose, où les anticorps antiphospholipides (APA) sont produits par l'organisme. Ces anticorps se lient aux phospholipides et forment des complexes immuns qui activent la cascade de la coagulation, entraînant la formation de caillots sanguins. Les manifestations classiques de l'APS sont les événements thromboemboliques récurrents, incluant des thromboses veineuses telles que les thromboses veineuses profondes et les embolies pulmonaires, ainsi que des thromboses artérielles telles que les AVC et les infarctus du myocarde. De plus, les patientes atteintes de l'APS sont souvent confrontées à des complications de grossesse, telles que des fausses couches récurrentes, la mort fœtale intra-utérine, des accouchements prématurés et un retard de croissance fœtale.

Pendant la grossesse, le diagnostic et la gestion de l'APS sont particulièrement complexes. La grossesse elle-même est un état de prothrombose, surtout au troisième trimestre, où l'augmentation des facteurs de coagulation chez la mère peut aggraver la maladie, augmentant ainsi le risque d'événements thromboemboliques. Le risque pour les patientes enceintes atteintes d'APS est lié au type et au taux des anticorps antiphospholipides, ainsi qu'à la présence d'autres maladies auto-immunes associées. Selon les dernières lignes directrices internationales sur le syndrome des antiphospholipides, les patientes enceintes atteintes de l'APS doivent être particulièrement surveillées pour leur risque thrombotique et recevoir les mesures préventives appropriées.

II. Principaux risques pendant la grossesse

Les patientes enceintes atteintes de l'APS présentent des risques accrus de formation de caillots, de dysfonction placentaire et de problèmes de développement fœtal. La grossesse elle-même est un état physiologique de prothrombose, avec une augmentation des niveaux de facteurs de coagulation, ce qui accroît le risque de formation de caillots chez les patientes déjà porteuses d'anticorps antiphospholipides, en particulier celles ayant des titres d'anticorps élevés.

1. Formation de caillots chez la mère

Pendant la grossesse, les patientes atteintes de l'APS présentent un risque plus élevé de formation de caillots que les femmes enceintes non atteintes. Les thromboses veineuses profondes et les embolies pulmonaires sont les complications thromboemboliques les plus courantes chez les patientes enceintes atteintes de l'APS. Bien que les thromboses artérielles, comme les AVC et les infarctus du myocarde, soient moins fréquentes, elles peuvent avoir des conséquences graves en cas d'occurrence.

2. Dysfonction placentaire et issues de la grossesse

Chez les patientes enceintes atteintes de l'APS, des complications courantes incluent une réduction du flux sanguin placentaire et une insuffisance placentaire, ce qui peut conduire à un retard de croissance fœtale (RCF), une naissance prématurée et un décollement placentaire. Le risque de décollement placentaire est élevé, ce qui peut entraîner de graves saignements pendant la grossesse et augmenter la mortalité maternelle et fœtale. Le retard de croissance fœtale est également l'une des complications les plus fréquentes chez ces patientes, souvent associé à une anomalie du flux sanguin ombilical et à une réduction du liquide amniotique.

3. Fausses couches associées à l'APS

Les fausses couches, notamment les fausses couches récurrentes, sont un problème courant chez les patientes enceintes atteintes de l'APS.

La présence d'anticorps antiphospholipides est étroitement liée à la survenue de fausses couches, surtout lors des premières grossesses, où le taux d'anticorps anti-β2-glycoprotéine I et d'anticorps anti-cardiolipine est plus élevé, augmentant ainsi le risque de fausse couche. Des études ont montré que les femmes enceintes porteuses d'anticorps antiphospholipides ont un risque de fausse couche significativement plus élevé que les femmes enceintes sans ces anticorps.

III. Facteurs de risque dans l'APS pendant la grossesse

Les risques de complications pendant la grossesse chez les patientes atteintes de l'APS sont influencés par divers facteurs, et une évaluation individualisée du risque est cruciale pour la gestion clinique. Les principaux facteurs de risque incluent le type et le taux des anticorps antiphospholipides, les antécédents de thrombose et la présence d'autres maladies auto-immunes telles que le lupus érythémateux systémique (LES).

1. Type et taux des anticorps antiphospholipides

Les anticorps anti-cardiolipine (aCL) et les anticorps anti-β2-glycoprotéine I (aβ2GPI) sont des marqueurs clés pour le diagnostic de l'APS. Les patientes ayant des taux élevés d'anticorps antiphospholipides courent un risque plus élevé de complications pendant la grossesse, en particulier celles ayant des anticorps anti-β2-glycoprotéine I, qui augmentent considérablement le risque de dysfonction placentaire, de fausses couches, etc.

2. Antécédents de thrombose et comorbidités

Les patientes enceintes atteintes de l'APS ayant des antécédents de thrombose, notamment des thromboses veineuses profondes et des embolies pulmonaires, présentent un risque extrêmement élevé de récidive de la thrombose pendant la grossesse. De plus, la présence de maladies auto-immunes associées, telles que le lupus érythémateux systémique (LES), peut également augmenter le taux de complications pendant la grossesse.

3. Dépistage précoce pendant la grossesse

Le dépistage précoce est essentiel pour le diagnostic et la gestion de l'APS pendant la grossesse. La détection des anticorps antiphospholipides dans le sang maternel permet un diagnostic précoce, une évaluation des risques et une intervention thérapeutique précoce. Pour les patientes présentant un risque élevé, une intervention précoce et une surveillance continue peuvent réduire efficacement les événements thromboemboliques et les anomalies placentaires, et améliorer les issues de grossesse.

IV. Conclusion

Le syndrome des antiphospholipides pendant la grossesse est une maladie complexe qui nécessite une gestion approfondie en tenant compte de la santé et de la sécurité de la mère et de l'enfant. L'état prothrombotique de la grossesse et les caractéristiques immunologiques de l'APS augmentent les risques de formation de caillots. Comprendre les facteurs de risque associés à l'APS pendant la grossesse et leur impact permet de fournir une stratégie de prévention et de gestion personnalisée, réduisant le risque de thrombose et de complications de grossesse et assurant la santé de la mère et du fœtus.

Section II : Mécanismes de la formation de thrombus dans le syndrome des antiphospholipides

I. Interaction entre les anticorps antiphospholipides et le système de coagulation

Le syndrome des antiphospholipides (APS) se caractérise principalement par la présence d'anticorps antiphospholipides (APA) dans l'organisme, comprenant principalement des anticorps antiphosphatidylsérine (aCL) et des anticorps anti-β2-glycoprotéine I (aβ2GPI). Ces anticorps se lient aux phospholipides, en particulier à la β2-glycoprotéine I, formant ainsi des complexes immuns. Ce processus active une série de voies de coagulation, conduisant à la formation de thrombus. Les anticorps antiphospholipides augmentent la capacité de coagulation du sang en se liant directement aux facteurs de coagulation et aux phospholipides à la surface des plaquettes.

Les études montrent que la présence d'anticorps antiphospholipides peut inhiber l'activité des anticoagulants protéine C et protéine S, qui sont des régulateurs importants du maintien de la fluidité sanguine. En interférant avec le fonctionnement de ces anticoagulants, les anticorps antiphospholipides entraînent une activation accrue de la coagulation, plaçant ainsi le patient dans un état prothrombotique, augmentant le risque de formation de thrombus. Ce mécanisme est particulièrement important pendant la grossesse, car la grossesse elle-même induit une augmentation des facteurs de coagulation, exacerbant ainsi la tendance à la formation de thrombus.

II. Activation des plaquettes et formation de thrombus

Les plaquettes jouent un rôle clé dans le syndrome des antiphospholipides. Les anticorps antiphospholipides interagissent avec les phospholipides à la surface des plaquettes, activant ces dernières et favorisant leur agrégation. L'activation des plaquettes entraîne non seulement la formation de thrombus, mais aussi des lésions de l'endothélium vasculaire, créant ainsi un environnement propice à la formation de thrombus. L'état d'hypercoagulabilité pendant la grossesse aggrave ce processus, rendant les femmes enceintes plus susceptibles de développer des complications thromboemboliques.

De plus, les anticorps antiphospholipides peuvent induire la libération par les plaquettes d'autres facteurs activants tels que le facteur de croissance dérivé des plaquettes et le facteur plaquettaire 4, renforçant ainsi la réponse de coagulation. L'activation des plaquettes non seulement favorise la formation de thrombus, mais modifie également l'hémodynamique locale, aggravant la stabilité du thrombus.

III. Dysfonctionnement des cellules endothéliales et formation de thrombus

L'effet des anticorps antiphospholipides sur les cellules endothéliales est un autre mécanisme important de la formation de thrombus. En temps normal, les cellules endothéliales jouent un rôle clé dans la prévention de la formation de thrombus en sécrétant des anticoagulants tels que l'oxyde nitrique et la prostacycline, maintenant ainsi la fluidité sanguine. Cependant, chez les patients atteints du syndrome des antiphospholipides, les anticorps antiphospholipides se lient aux phospholipides à la surface des cellules endothéliales, inhibant leur fonction anticoagulante et provoquant des lésions endothéliales.

Les lésions endothéliales sont l'un des facteurs clés de la formation de thrombus. Les cellules endothéliales endommagées libèrent des facteurs procoagulants, tels que le facteur tissulaire, qui peuvent activer la cascade de coagulation, favorisant la formation de thrombus. Pendant la grossesse, les cellules endothéliales sont plus susceptibles d'être affectées, en particulier sous l'effet des changements hémodynamiques, de l'augmentation de la pression sanguine et des substances sécrétées par le placenta, ce qui réduit la stabilité de l'endothélium vasculaire et augmente le risque de thrombus pendant la grossesse.

IV. Interaction entre l'état d'hypercoagulabilité pendant la grossesse et la formation de thrombus

La grossesse elle-même est un état hypercoagulable, une modification physiologique qui vise à répondre aux risques de saignement pouvant survenir lors de l'accouchement. Cependant, cet état augmente également le risque de formation de thrombus chez les patientes atteintes du syndrome des antiphospholipides. Pendant la grossesse, les niveaux de facteurs de coagulation tels que les facteurs VII, VIII, X et le fibrinogène augmentent, tandis que les niveaux d'anticoagulants comme les protéines C et S diminuent. Ces changements rendent les femmes enceintes plus susceptibles de développer des thrombus.

Chez les patientes enceintes atteintes du syndrome des antiphospholipides, ces changements physiologiques de la grossesse se combinent avec les effets des anticorps antiphospholipides pour former un état hypercoagulable plus complexe. Les recherches montrent que le taux de thrombose veineuse chez les patientes enceintes atteintes du syndrome des antiphospholipides est significativement plus élevé que chez les femmes enceintes normales, en particulier en fin de grossesse, lorsque les modifications du placenta et les changements hémodynamiques augmentent le risque de formation de thrombus.

V. Interaction entre la fonction placentaire et les anticorps antiphospholipides

Le placenta est un autre aspect clé de la formation de thrombus et de l'apparition de complications pendant la grossesse dans le syndrome des antiphospholipides. Les anticorps antiphospholipides affectent le flux sanguin placentaire, entraînant une insuffisance placentaire et la formation de thrombus dans le placenta. Les thrombus placentaires affectent non seulement l'approvisionnement en sang du placenta, mais peuvent également entraîner un décollement placentaire, une restriction de la croissance fœtale et des accouchements prématurés, entre autres complications. Les anticorps antiphospholipides perturbent la fonction des cellules endothéliales placentaires, modifiant l'environnement vasculaire placentaire et favorisant la formation de thrombus.

Les recherches montrent que l'effet des anticorps antiphospholipides sur les vaisseaux placentaires ne se limite pas à la formation directe de thrombus, mais pourrait également induire une réponse inflammatoire, entraînant des anomalies hémodynamiques placentaires qui affectent le développement normal du fœtus. Ce mécanisme explique pourquoi les femmes enceintes atteintes du syndrome des antiphospholipides présentent un risque accru de dysfonction placentaires et de problèmes de développement fœtal.

VI. Conclusion

Les mécanismes de formation de thrombus dans le syndrome des antiphospholipides sont complexes et variés, impliquant les anticorps antiphospholipides, l'activation des plaquettes, les dysfonctionnements des cellules endothéliales et l'état de l'hypercoagulabilité pendant la grossesse. Pendant la grossesse, les patientes atteintes du syndrome des antiphospholipides font face à un risque accru de thrombus, notamment de thrombus et de dysfonction placentaires. Comprendre ces mécanismes permet non seulement de mieux appréhender les risques pendant la grossesse chez les patientes atteintes de ce syndrome, mais aussi de fournir des bases importantes pour la prévention et le traitement des complications thromboemboliques, améliorant ainsi les résultats pour la mère et l'enfant.

Section III : Stratégies de prévention de la thrombose pour le syndrome des antiphospholipides pendant la grossesse

I. Dépistage des anticorps antiphospholipides et diagnostic précoce

L'une des clés de la prévention des thromboses chez les patientes enceintes atteintes de syndrome des antiphospholipides (SAPL) est le dépistage et le diagnostic précoce. Le dépistage en début de grossesse des anticorps antiphospholipides, tels que les anticorps anticardiolipines et anti-β2-glycoprotéine I, permet d'identifier les femmes enceintes à haut risque et de guider les mesures préventives. Chez les patientes présentant des anticorps antiphospholipides, en particulier celles ayant des antécédents de grossesses compliquées (fausses couches à répétition, mort fœtale in utero), un diagnostic rapide et une surveillance accrue sont essentiels.

Le dépistage pendant la grossesse devrait également tenir compte d'autres facteurs tels que les antécédents familiaux et personnels de thrombose veineuse profonde ou d'embolie pulmonaire. Cette approche permet d'évaluer le niveau de risque et de concevoir des stratégies préventives personnalisées. Les patientes à haut risque peuvent bénéficier de surveillances hématologiques plus fréquentes dès le début de la grossesse pour ajuster rapidement leur traitement et minimiser les événements thrombotiques.

II. Utilisation de l'héparine de bas poids moléculaire (HBPM)

Pour les patientes enceintes atteintes du syndrome des antiphospholipides (SAPL), l'héparine de bas poids moléculaire (HBPM) est actuellement le principal anticoagulant recommandé. L'HBPM offre une sécurité et une efficacité accrues, en particulier pendant la grossesse. Elle agit en inhibant l'activité du facteur Xa et de la thrombine (facteur IIa), ce qui permet de prévenir efficacement la formation de thromboses. L'HBPM se lie aux protéines anticoagulantes présentes dans le sang, empêchant ainsi l'activation de la cascade de coagulation et réduisant le risque de thrombose.

Pour le traitement anticoagulant des patientes enceintes atteintes de SAPL, il est généralement conseillé de commencer l'HBPM dès le début de la grossesse et de poursuivre son utilisation tout au long de cette période. Pendant le traitement, une surveillance régulière de la concentration plasmatique de l'HBPM et des fonctions de coagulation est essentielle pour garantir l'efficacité du traitement et limiter les effets secondaires. Bien que le risque de saignement associé à l'HBPM soit relativement faible, il reste nécessaire d'ajuster les doses en fonction des spécificités de chaque patiente, notamment à l'approche de l'accouchement ou pendant cette période, en tenant compte des risques réels encourus.

III. Traitement combiné avec l'aspirine

L'aspirine joue un rôle auxiliaire dans la prévention des thromboses liées au syndrome des antiphospholipides pendant la grossesse. Elle agit principalement en inhibant l'agrégation plaquettaire, réduisant ainsi le risque de formation de caillots. L'aspirine peut être utilisée en combinaison avec l'héparine de bas poids moléculaire (HBPM) pour obtenir un effet synergique, en particulier chez les femmes enceintes à haut risque ayant des antécédents de thrombose ou de fausses couches récurrentes. Un schéma thérapeutique courant consiste à administrer une faible dose quotidienne d'aspirine dès le début de la grossesse et à poursuivre son utilisation jusqu'à la fin du troisième trimestre, en association avec l'HBPM.

Ce traitement combiné commence généralement en début de grossesse et se poursuit jusqu'à la fin du troisième trimestre. En pratique clinique, l'utilisation de l'aspirine doit être supervisée par un médecin, en tenant compte des changements métaboliques liés à la grossesse et en surveillant régulièrement son efficacité et sa sécurité.

IV. Interventions sur le mode de vie et prévention des thromboses

Pendant la grossesse, l'adoption d'un mode de vie sain joue un rôle essentiel dans la réduction du risque de formation de thromboses. Bien que des médicaments tels que l'héparine de bas poids moléculaire (HBPM) et l'aspirine occupent une place centrale dans la prévention des thromboses, un mode de vie adapté peut renforcer considérablement leur efficacité. Il est recommandé aux femmes enceintes atteintes du SAPL (syndrome des antiphospholipides) de maintenir un poids adéquat et d'éviter l'obésité, car celle-ci augmente le risque de thrombose. Une alimentation équilibrée, riche en légumes, fruits, céréales complètes et aliments riches en fibres, est préconisée, tout en limitant la consommation d'aliments riches en graisses et en sucres.

De plus, pratiquer une activité physique modérée constitue une stratégie importante pour prévenir les thromboses. Des exercices légers tels que la marche ou le yoga prénatal peuvent améliorer la circulation sanguine et réduire l'incidence des thromboses veineuses. Les périodes prolongées d'alitement ou de sédentarité favorisent la stase sanguine dans les membres inférieurs. Par conséquent, il est crucial d'encourager les femmes enceintes à rester actives dans la mesure du possible, tout en évitant de rester immobiles pendant de longues périodes.

V. Surveillance régulière et traitement individualisé

Pendant la grossesse, la prévention des thromboses associées au syndrome des antiphospholipides ne repose pas uniquement sur le traitement médicamenteux, mais nécessite également des ajustements thérapeutiques individualisés en fonction de la situation spécifique du patient. La surveillance régulière des niveaux d'anticorps antiphospholipides, de la fonction de coagulation, de l'efficacité de l'héparine et de la fonction placentaire est essentielle pour garantir l'efficacité du traitement. Pour les femmes enceintes présentant des anticorps antiphospholipides, il est recommandé de réaliser un test de coagulation une fois par mois et d'ajuster le traitement en fonction des résultats.

De plus, la prévention des thromboses pendant la grossesse doit être ajustée de manière flexible en fonction de l'évolution de l'état du patient. Par exemple, pour les femmes enceintes avec une grossesse multiple associée au syndrome des antiphospholipides, le risque de formation de thromboses est plus élevé, ce qui nécessite une surveillance et un ajustement thérapeutique plus fréquents. En cas de complications pendant la grossesse, telles que l'hypertension gestationnelle ou le décollement placentaire, un renforcement du traitement et des interventions adaptées doivent être réalisés en fonction de la situation.

VI. Conclusion

La prévention des thromboses associées au syndrome des antiphospholipides pendant la grossesse doit prendre en compte le contexte clinique du patient, les facteurs de risque et les changements physiologiques spécifiques à la grossesse. Les stratégies importantes pour prévenir les thromboses incluent l'utilisation combinée d'héparine de bas poids moléculaire et d'aspirine, les interventions sur le mode de vie et la surveillance régulière. L'élaboration et la mise en œuvre de traitements individualisés sont essentielles pour garantir la sécurité maternelle et infantile ainsi que pour améliorer les issues de la grossesse. Par un dépistage précoce, un traitement continu et une surveillance adéquate, il est possible de réduire efficacement le risque de thrombose chez les patientes enceintes atteintes du syndrome des antiphospholipides et de leur offrir de meilleures chances de succès de grossesse et de santé.

SECTION IV : TRAITEMENT MÉDICAMENTEUX ET GESTION DU SYNDROME DES ANTIPHOSPHOLIPIDES

I. OBJECTIFS ET PRINCIPES DU TRAITEMENT DU SYNDROME DES ANTIPHOSPHOLIPIDES PENDANT LA GROSSESSE

Le principal objectif du traitement du syndrome des antiphospholipides pendant la grossesse est de prévenir la formation de thromboses et d'assurer la sécurité de la mère et du fœtus. La stratégie thérapeutique doit prendre en compte la santé de la mère et du fœtus et être adaptée en fonction du risque individuel du patient. Le traitement médicamenteux du syndrome des antiphospholipides pendant la grossesse inclut généralement un traitement anticoagulant et une thérapie immunomodulatrice. L'anticoagulation permet de prévenir efficacement la formation de thromboses, tandis que la thérapie immunomodulatrice cible les mécanismes sous-jacents des anomalies du système immunitaire pour réduire l'attaque des tissus propres et améliorer les résultats de la grossesse.

II. L'HÉPARINE DE BAS POIDS MOLÉCULAIRE COMME TRAITEMENT DE PREMIÈRE INTENTION

L'héparine de bas poids moléculaire est le traitement médicamenteux de première intention pour le syndrome des antiphospholipides pendant la grossesse, en particulier chez les femmes enceintes. Elle agit en inhibant les facteurs de coagulation dans le sang, réduisant ainsi le risque de formation de thromboses. L'utilisation de l'héparine de bas poids moléculaire pendant la grossesse est associée à une sécurité et une efficacité significative, et elle ne traverse pas le placenta, ce qui minimise son impact sur le fœtus. En général, l'héparine de bas poids moléculaire est administrée dès le début de la grossesse et poursuivie jusqu'à l'accouchement.

La dose d'héparine de bas poids moléculaire est ajustée en fonction du poids corporel de la femme enceinte, de la fonction de coagulation et des niveaux d'anticorps antiphospholipides. Pendant le traitement, il est crucial de surveiller la fonction de coagulation, la concentration plasmatique de l'héparine et d'autres paramètres pour garantir l'efficacité du traitement et réduire les risques de saignement. Pour les patientes enceintes présentant un syndrome des antiphospholipides, l'héparine de bas poids moléculaire permet de réduire considérablement le risque de thromboses veineuses, d'embolie pulmonaire et d'autres événements thromboemboliques, en particulier chez celles ayant des antécédents de tels événements.

III. L'ASPIRINE COMME TRAITEMENT COMBINÉ

L'aspirine, en tant qu'antiplaquettaire à faible dose, joue un rôle important dans le traitement médicamenteux du syndrome des antiphospholipides pendant la grossesse. Elle agit en inhibant l'agrégation plaquettaire, réduisant ainsi le risque de formation de thromboses. L'aspirine combinée à l'héparine de bas poids moléculaire a un effet synergique, en particulier chez les femmes enceintes ayant des antécédents de thromboses ou de fausses couches répétées.

En général, les femmes enceintes atteintes du syndrome des antiphospholipides commencent à prendre de l'aspirine à faible dose quotidiennement dès le début de la grossesse et poursuivent le traitement jusqu'à la fin de la grossesse. L'aspirine permet d'améliorer les résultats de la grossesse, notamment en réduisant les risques de décollement placentaire, de mort fœtale intra-utérine et d'autres issues gravides graves. Bien que le risque de saignement lié à l'aspirine soit faible, elle doit être utilisée sous surveillance médicale, avec des tests réguliers de la fonction de coagulation.

IV. THÉRAPIE IMMUNOMODULATRICE

Dans certains cas particuliers, notamment chez les patientes ayant des fausses couches répétées ou d'autres issues de grossesse défavorables liées au syndrome des antiphospholipides, un traitement immunomodulateur peut faire partie du plan thérapeutique. Le médicament immunomodulateur le plus couramment utilisé est le corticoïde. L'application des corticoïdes permet de réguler la fonction du système immunitaire et de réduire l'attaque immunitaire du placenta, améliorant ainsi les résultats de la grossesse.

Cependant, l'utilisation des corticoïdes doit être prudente, car elle peut entraîner des effets secondaires, tels que l'hyperglycémie et l'ostéoporose. Il est donc essentiel de suivre scrupuleusement les indications médicales lors de leur utilisation pendant la grossesse. Le plan de traitement immunomodulateur doit être individualisé en fonction de la réponse du système immunitaire du patient et de son historique médical.

V. Gestion individualisée du traitement

Le traitement médicamenteux du syndrome des antiphospholipides pendant la grossesse doit être ajusté dynamiquement en fonction de l'évolution de la condition du patient. Pour les patientes ayant des comorbidités, le plan thérapeutique peut nécessiter des ajustements supplémentaires. En plus du traitement anticoagulant et immunomodulateur, une gestion rigoureuse de la pression artérielle, la surveillance du métabolisme du glucose et la surveillance du fœtus doivent être prises en compte pendant le traitement.

La gestion individualisée ne se limite pas seulement au choix et à l'ajustement des doses des médicaments, mais inclut également le moment du traitement et la gestion des effets secondaires au cours du traitement. Des examens de laboratoire réguliers et des évaluations par imagerie, comme les échographies, sont cruciales pour évaluer l'efficacité du traitement et le développement du fœtus.

VI. Conclusion

Le traitement médicamenteux du syndrome des antiphospholipides pendant la grossesse repose principalement sur l'utilisation combinée d'héparine de bas poids moléculaire et d'aspirine, tandis que la thérapie immunomodulatrice peut être utilisée comme traitement adjuvant. Le choix des médicaments, des doses et du moment de leur utilisation doit être ajusté en fonction de la situation spécifique du patient. L'objectif du traitement n'est pas seulement de prévenir la formation de thromboses, mais également de soutenir le développement fœtal et la santé maternelle. Grâce à un traitement médicamenteux approprié et à une surveillance régulière, il est possible d'améliorer les résultats de la grossesse, de réduire l'incidence des événements thromboemboliques et d'assurer la sécurité de la mère et du fœtus.

Section V : Surveillance clinique et suivi du syndrome des antiphospholipides pendant la grossesse

I. Importance de la surveillance clinique

La surveillance clinique des patientes atteintes du syndrome des antiphospholipides (APS) pendant la grossesse est essentielle pour garantir l'efficacité du traitement, prévenir les événements thromboemboliques et assurer la sécurité de la mère et du fœtus. En raison de l'impact du syndrome des antiphospholipides sur les mécanismes de coagulation sanguine, les patientes enceintes présentent un risque accru de thromboses. Il est donc crucial de surveiller la formation de thromboses, la fonction immunitaire et l'apparition de complications associées. La surveillance clinique de l'APS pendant la grossesse doit commencer dès le début de la grossesse et être effectuée régulièrement tout au long de la grossesse.

D'une part, la surveillance permet de détecter et de traiter rapidement les événements thromboemboliques, empêchant ainsi des dommages graves pour la mère et le fœtus. D'autre part, elle aide à ajuster le traitement, garantissant la pertinence et la sécurité de l'utilisation des médicaments, réduisant ainsi au maximum les risques de complications.

II. Surveillance hématologique

La surveillance hématologique est l'un des aspects fondamentaux du traitement du syndrome des antiphospholipides pendant la grossesse. Les niveaux d'anticorps antiphospholipides, la fonction de coagulation et le nombre de plaquettes sont des éléments de surveillance importants. La persistance des anticorps antiphospholipides est fortement liée aux issues défavorables de la grossesse. Il est donc nécessaire de réaliser régulièrement des tests pour mesurer les niveaux d'anticorps anticardiolipine, d'anticorps anti-β2-glycoprotéine I et d'anticorps antiphospholipides pendant la grossesse, afin d'évaluer en temps opportun le risque de thrombose.

En outre, la surveillance de la fonction de coagulation ne doit pas être négligée. Lorsque des médicaments comme l'héparine de bas poids moléculaire ou l'aspirine sont utilisés, il est important de surveiller régulièrement des indicateurs de coagulation tels que le PT (temps de prothrombine) et l'APTT (temps de thromboplastine partielle activée) pour s'assurer que les niveaux de coagulation sont dans des limites appropriées. Cette surveillance est particulièrement importante lors de l'ajustement des doses des anticoagulants, afin de réduire le risque de complications hémorragiques.

III. Surveillance de la santé fœtale

Le syndrome des antiphospholipides pendant la grossesse affecte non seulement le risque thrombotique de la mère, mais peut également entraîner des problèmes tels qu'une insuffisance du flux sanguin placentaire, un retard de croissance fœtale, une prématurité et d'autres issues défavorables. Il est donc nécessaire d'inclure la surveillance de la santé fœtale dans le plan de traitement et de suivi. L'échographie est un moyen important d'évaluer la santé fœtale chez les patientes atteintes du syndrome des antiphospholipides, et des examens réguliers doivent être réalisés pour suivre le développement du fœtus, notamment le poids fœtal, la quantité de liquide amniotique et les mouvements fœtaux.

La surveillance de la dynamique du flux sanguin placentaire est également cruciale. En mesurant le flux sanguin dans l'artère ombilicale et l'artère utérine, on peut évaluer efficacement la fonction placentaire et l'approvisionnement en oxygène du fœtus, et ainsi détecter tôt des problèmes tels que le décollement placentaire ou l'insuffisance placentaire. Pour les patientes à haut risque, les résultats de la surveillance peuvent déterminer la nécessité d'une intervention supplémentaire ou d'une interruption prématurée de la grossesse.

IV. Surveillance du traitement médicamenteux

Le traitement médicamenteux des patientes enceintes atteintes du syndrome des antiphospholipides implique généralement l'héparine de bas poids moléculaire et l'aspirine. Il est essentiel de surveiller rigoureusement l'efficacité et la sécurité des médicaments pendant le traitement. La concentration plasmatique de l'héparine de bas poids moléculaire doit être régulièrement mesurée en fonction de l'état clinique de la patiente, afin de garantir que les niveaux de coagulation se situent dans la plage appropriée et d'éviter une anticoagulation excessive, qui pourrait entraîner des hémorragies. En particulier pendant la grossesse, les changements de poids et de métabolisme des médicaments peuvent affecter l'efficacité de l'héparine de bas poids moléculaire, de sorte que les doses doivent être ajustées individuellement en fonction des indicateurs de coagulation et de la situation clinique.

Pour les patientes prenant de l'aspirine, la surveillance de la fonction hépatique et des réactions gastro-intestinales est primordiale. Bien que l'aspirine à faible dose soit généralement sûre, son utilisation à long terme peut provoquer des irritations gastro-intestinales. Par conséquent, les patientes doivent subir régulièrement des tests de la fonction hépatique et rénale, ainsi qu'une analyse de sang complète, pour garantir qu'aucune réaction indésirable liée aux médicaments n'apparaît.

V. Surveillance et prévention des complications

Les patientes enceintes atteintes du syndrome des antiphospholipides sont susceptibles de développer des complications telles que l'hypertension gestationnelle, le décollement placentaire et des fausses couches répétées. Il est donc crucial de surveiller de près l'apparition précoce de ces événements à haut risque. L'hypertension gestationnelle se manifeste généralement par une élévation de la pression artérielle et de la protéinurie, nécessitant des surveillances régulières de la pression artérielle et des tests urinaires pour détecter la protéinurie.

Le décollement placentaire se manifeste par des symptômes tels que des douleurs abdominales et des saignements vaginaux. En cas de ces symptômes, une évaluation médicale immédiate est nécessaire. Pour les patientes ayant des antécédents de décollement placentaire, des échographies régulières et une surveillance du rythme cardiaque fœtal sont importantes pour détecter et intervenir rapidement en cas de problème.

VI. Fréquence et méthodes de suivi

Le suivi des patientes atteintes du syndrome des antiphospholipides pendant la grossesse doit être ajusté en fonction de la phase de la grossesse, du risque spécifique du patient et de la réponse au traitement. En général, pendant le premier et le deuxième trimestre de la grossesse, la fréquence des suivis devrait être de toutes les 4 semaines, avec une surveillance étroite des niveaux d'anticorps antiphospholipides, de la fonction de coagulation et du développement fœtal. Dans le troisième trimestre, en particulier après la 32e semaine, la fréquence des suivis devrait être augmentée à toutes les 2 semaines, afin de détecter et traiter rapidement toute anomalie.

En plus des examens réguliers, les symptômes signalés par la patiente, les effets secondaires des médicaments et le mode de vie doivent également être pris en compte. À chaque consultation, le médecin doit interroger la patiente sur les changements de symptômes, les habitudes de vie et l'état psychologique, afin de fournir des recommandations complètes pour la gestion de la grossesse.

VII. Conclusion

La surveillance clinique et le suivi du syndrome des antiphospholipides pendant la grossesse sont des éléments cruciaux du processus thérapeutique. Grâce à une surveillance rigoureuse de l'hématologie, de la santé fœtale, du traitement médicamenteux et du dépistage des complications, il est possible de réduire efficacement le risque de formation de thromboses et d'améliorer la sécurité de la mère et du fœtus. Un suivi régulier permet non seulement de détecter rapidement les problèmes potentiels, mais aussi d'aider le médecin à ajuster la stratégie thérapeutique en fonction de la situation spécifique du patient, optimisant ainsi le plan de gestion et garantissant le bon déroulement de la grossesse, tout en améliorant les résultats de la grossesse.

Chapitre 8
Indications et choix techniques de la thrombectomie

Les thromboses veineuses associées à la grossesse constituent l'une des complications les plus graves au cours de la gestation. Leur prévalence élevée et leur complexité rendent leur prise en charge clinique particulièrement difficile. Ces thromboses augmentent non seulement le risque de mortalité maternelle, mais peuvent également entraîner des issues obstétricales défavorables, telles que des troubles de croissance intra-utérins et des dysfonctionnements placentaires. Ainsi, une intervention et un traitement précoces s'avèrent essentiels pour les patientes enceintes présentant une thrombose veineuse.

Ces dernières années, grâce aux progrès des techniques d'imagerie diagnostique et au développement de nouvelles approches thérapeutiques, la thrombectomie est progressivement devenue une option viable, notamment dans les cas où le traitement médicamenteux ne permet pas de contrôler efficacement la thrombose ou lorsque celle-ci est particulièrement sévère. La thrombectomie permet non seulement de rétablir rapidement le flux sanguin en réduisant l'obstruction, mais également de prévenir la progression des thromboses veineuses profondes (TVP) vers une embolie pulmonaire (EP), améliorant ainsi le pronostic des patientes pendant la grossesse.

Selon les directives cliniques les plus récentes, les indications de la thrombectomie chez les femmes enceintes présentant une thrombose veineuse sont désormais mieux définies. Elle est principalement indiquée dans les cas de thrombose veineuse profonde des membres inférieurs associée à des symptômes sévères, d'échec du traitement médicamenteux ou de complications graves à haut risque. Lors du choix de cette intervention, il est crucial d'évaluer de manière globale le stade de la grossesse, l'emplacement anatomique et la gravité de la thrombose, ainsi que l'état général de la patiente. Sur le plan technique, la thrombectomie mini-invasive est devenue la méthode privilégiée en raison de son caractère moins traumatisant, de son rétablissement rapide et de son faible taux de complications. Comparée à la chirurgie ouverte traditionnelle, la thrombectomie mini-invasive offre une sécurité et une faisabilité accrues pour les patientes enceintes. Un traitement anticoagulant postopératoire approprié et un suivi rigoureux sont également essentiels pour garantir le succès de l'intervention. Ce chapitre explore en détail les indications, les choix techniques et la gestion postopératoire de la thrombectomie chez les patientes enceintes atteintes de thrombose veineuse, dans le but d'apporter des bases scientifiques solides aux pratiques cliniques et d'optimiser les stratégies de prise en charge des maladies thrombotiques pendant la grossesse.

SECTION I : VUE D'ENSEMBLE DES INDICATIONS DE LA THROMBECTOMIE

I. DIAGNOSTIC ET DÉFIS CLINIQUES DES THROMBOSES VEINEUSES PENDANT LA GROSSESSE

Les thromboses veineuses pendant la grossesse sont un facteur clé de mauvais pronostics maternels et fœtaux. Parmi les types de thromboses courants figurent les thromboses veineuses profondes (TVP), les embolies pulmonaires (EP) et les thromboses associées aux varices. Les facteurs physiologiques et pathologiques propres à la grossesse augmentent l'incidence de ces complications. Dans la plupart des cas, les traitements médicamenteux et de soutien constituent les approches de gestion standard. Cependant, dans certaines situations, ces traitements conventionnels s'avèrent insuffisants, entraînant une aggravation de l'état du patient, l'extension de la thrombose ou l'apparition de complications. La thrombectomie apparaît alors comme une alternative thérapeutique efficace. Les indications de cette intervention doivent être déterminées en fonction des caractéristiques spécifiques des patientes enceintes, notamment le type de thrombose, son emplacement, l'état général de la patiente et la présence éventuelle de complications graves.

II. INDICATIONS PRINCIPALES DE LA THROMBECTOMIE

Les principales indications de la thrombectomie sont les suivantes :

1. Échec ou intolérance au traitement médicamenteux

Lorsque les patientes enceintes, malgré un traitement anticoagulant, présentent une progression de la thrombose ou une aggravation des symptômes, ou lorsqu'elles ne peuvent tolérer ces médicaments en raison de risques élevés d'hémorragie ou d'effets secondaires graves, la thrombectomie peut constituer une alternative thérapeutique. Cela est particulièrement pertinent pour les patientes en milieu ou fin de grossesse, où la sécurité fœtale peut être compromise par le traitement médicamenteux.

2. Thrombose veineuse profonde (TVP) ou embolie pulmonaire (EP) aiguë et étendue

Les thromboses aiguës de grande envergure, telles que les TVP ou EP, entraînent des symptômes graves pouvant mettre en danger la vie de la patiente, comme une insuffisance respiratoire ou une hypoxie. Dans ces cas, où les médicaments sont souvent insuffisants pour soulager immédiatement les symptômes, une intervention chirurgicale devient nécessaire pour éliminer rapidement le thrombus, rétablir le flux sanguin et restaurer les fonctions organiques.

3. Thrombose avec dysfonctionnement veineux sévère

Certaines patientes présentent des symptômes chroniques, tels que des œdèmes des membres inférieurs, des douleurs ou une hypertension veineuse chronique, dus à une thrombose prolongée. Lorsque ces symptômes altèrent gravement la qualité de vie et que les traitements médicaux sont inefficaces, la thrombectomie est une option efficace pour réduire l'obstruction et améliorer les symptômes.

III. Facteurs de risque élevés associés à la grossesse

Certaines patientes enceintes présentent des facteurs de risque accrus qui compliquent à la fois la thrombose et l'intervention chirurgicale :

1. Grossesses multiples

Chez les patientes ayant une grossesse multiple, l'augmentation de la taille de l'utérus et l'obstruction du retour veineux augmentent significativement le risque de formation de thromboses veineuses. Pour ces patientes, en cas de thrombose veineuse profonde des membres inférieurs, souvent associée à des manifestations cliniques sévères, les indications de la thrombectomie sont évidentes.

2. Hypertension gravidique et prééclampsie

Les maladies hypertensives de la grossesse, telles que la prééclampsie ou le syndrome d'hypertension gravidique, s'accompagnent souvent d'une augmentation de la viscosité sanguine et de troubles de la coagulation, augmentant ainsi le risque de formation de thromboses. En cas de thrombose veineuse profonde ou d'embolie pulmonaire, une intervention chirurgicale peut rapidement soulager les symptômes et prévenir la survenue de complications potentiellement mortelles.

3. Antécédents de thrombose ou syndrome des antiphospholipides

Les femmes enceintes ayant des antécédents de thrombose ou atteintes du syndrome des antiphospholipides présentent un risque accru de formation de caillots sanguins. Si ces patientes développent de nouveaux thrombus pendant la grossesse, en particulier lorsque ceux-ci se trouvent dans des vaisseaux de grande taille, la thrombectomie peut être utilisée pour éliminer les caillots et prévenir l'aggravation de la maladie.

IV. Facteurs à considérer dans la décision chirurgicale

En tant qu'intervention thérapeutique, la décision de procéder à une thrombectomie chez les patientes enceintes doit prendre en compte les facteurs suivants :

1. Les différentes phases de la grossesse

Les phases précoces, intermédiaires et tardives de la grossesse influencent de manière significative le moment et les méthodes d'intervention chirurgicale. Pendant le premier trimestre, la sensibilité du développement embryonnaire aux médicaments et interventions chirurgicales nécessite une prudence particulière dans le choix du moment de traitement. À un stade avancé de la grossesse, l'utérus élargi peut obstruer le retour veineux, aggravant le risque de formation de caillots sanguins, ce qui rend l'intervention chirurgicale plus urgente.

2. La localisation et la taille du thrombus

La taille et la localisation du thrombus déterminent directement la complexité de la thrombectomie. Les thromboses veineuses profondes des membres inférieurs peuvent généralement être traitées par des techniques mini-invasives, tandis que les caillots de grande taille peuvent nécessiter une chirurgie ouverte, augmentant ainsi les risques opératoires. Les examens d'imagerie, tels que la tomodensitométrie (CT) et l'échographie, jouent un rôle clé dans l'évaluation préopératoire pour déterminer la position et la taille du thrombus.

3. L'état général de la patiente et sa tolérance à la chirurgie

L'état de santé global des femmes enceintes doit être évalué de manière exhaustive, en tenant compte notamment des fonctions cardiaque et pulmonaire ainsi que des capacités de coagulation. Si la patiente souffre de maladies systémiques graves ou a une faible tolérance à la chirurgie, une évaluation plus prudente s'impose, et des alternatives thérapeutiques conservatrices peuvent être envisagées.

V. Conclusion

La thrombectomie occupe une place importante dans le traitement des thromboses veineuses associées à la grossesse. Ses principales indications incluent l'échec des traitements médicamenteux, les thromboses aiguës étendues, les dysfonctionnements veineux sévères, ainsi que les complications à haut risque. La prise de décision chirurgicale doit reposer sur une évaluation globale du stade de la grossesse, du type et de la localisation du thrombus, de l'état général de la patiente, ainsi que des risques opératoires, afin de garantir la sécurité et l'efficacité du plan thérapeutique.

Section II : Choix techniques et méthodes pour la thrombectomie

I. Principes du choix technique

Chez les patientes enceintes présentant une thrombose veineuse, le choix des techniques de thrombectomie doit tenir compte de plusieurs facteurs pour garantir sécurité et efficacité, tout en minimisant l'impact sur la mère et le fœtus. Les caractéristiques physiologiques de la grossesse, le stade de la gestation, le type et la localisation du thrombus, ainsi que l'état général de la patiente sont des éléments clés dans l'élaboration du plan opératoire. Le choix technique doit s'appuyer sur une évaluation précise de la nature du thrombus (aigu ou chronique), de son emplacement (veine profonde ou embolie pulmonaire) et de la présence éventuelle de complications (ulcères veineux, embolies, etc.).

II. Techniques chirurgicales traditionnelles : la thrombectomie ouverte

Chez les patientes enceintes, la thrombectomie ouverte traditionnelle est généralement utilisée pour les thromboses veineuses profondes complexes ou étendues. Réalisée sous anesthésie, cette intervention nécessite souvent une incision dans la région de l'aine ou de l'abdomen pour exposer directement les vaisseaux et retirer mécaniquement le thrombus. Bien que cette méthode soit techniquement éprouvée, elle présente des inconvénients tels qu'un traumatisme opératoire important et une possible exposition de structures comme l'utérus ou les trompes de Fallope. Elle doit donc être utilisée avec prudence, en particulier chez les patientes en fin de grossesse, où la compression de l'utérus pendant l'intervention pourrait provoquer des contractions prématurées. Cette méthode est généralement réservée en dernier recours et nécessite une surveillance rigoureuse.

III. Techniques mini-invasives : aspiration par cathéter et thrombolyse

Avec les progrès récents en imagerie médicale, les techniques mini-invasives sont de plus en plus utilisées chez les femmes enceintes. L'aspiration par cathéter est une méthode relativement douce consistant à insérer un cathéter dans la zone thrombée et à utiliser une force d'aspiration ou mécanique pour extraire le thrombus. Cette technique présente l'avantage d'être peu invasive, avec une récupération rapide, et est particulièrement adaptée aux patientes en milieu ou fin de grossesse, évitant ainsi les traumatismes liés à une intervention ouverte.

La thrombolyse, efficace pour les thromboses dans les petits vaisseaux obstrués, peut être réalisée par une petite incision cutanée, sans exposition majeure des gros vaisseaux, ce qui en fait une option plus sûre pour les patientes enceintes, en particulier en fin de grossesse.

IV. Techniques mécaniques : thrombectomie par rotation

La thrombectomie mécanique, comme la rotation, utilise un dispositif rotatif mécanique pour éliminer les thrombus. Généralement réalisée par insertion de cathéter, cette méthode convient aux thrombus volumineux ou durcis. Avec de petites incisions et un risque réduit de lésion vasculaire, cette technique offre des avantages pour les patientes enceintes. Cependant, son efficacité est moindre pour les thrombus très durcis ou transformés, et son exécution exige une expertise clinique approfondie.

V. Choix des techniques d'anesthésie

Le choix de l'anesthésie est essentiel dans la thrombectomie pendant la grossesse. Les options courantes incluent l'anesthésie générale, locale et péridurale. L'anesthésie générale garantit le confort et l'absence de douleur pendant l'intervention, mais elle présente des risques accrus pour le fœtus, en particulier en début de grossesse, en raison du passage des médicaments anesthésiques à travers le placenta. Les anesthésies locales ou péridurales, avec un risque d'exposition fœtale moindre, sont souvent préférées. L'anesthésie péridurale est particulièrement adaptée pour les patientes en fin de grossesse, tandis que l'anesthésie locale convient pour des interventions mineures.

VI. Surveillance peropératoire et sécurité materno-fœtale

Pendant la thrombectomie, il est essentiel de surveiller en permanence l'état général de la patiente et la sécurité du fœtus. Les modifications de position de la patiente, les anesthésiques et le traumatisme chirurgical peuvent entraîner des contractions utérines ou des variations du rythme cardiaque fœtal. Un équipement de surveillance performant est indispensable pour suivre en temps réel les signes vitaux de la patiente et du fœtus, tels que la fréquence cardiaque fœtale, la tension artérielle maternelle et la saturation en oxygène.

VII. Soins post-opératoires et récupération

Les soins et la récupération après une thrombectomie pendant la grossesse sont tout aussi cruciaux. Une surveillance étroite du retour veineux et des signes de récidive de la thrombose est nécessaire. Des mesures de prévention des thromboses post-opératoires doivent être renforcées. Une reprise progressive des activités normales est recommandée, tout en évitant les efforts intenses et les positions debout prolongées.

VIII. Conclusion

Le choix des techniques de thrombectomie pendant la grossesse doit être basé sur une évaluation globale des conditions spécifiques de chaque patiente. Les techniques mini-invasives, la thrombectomie mécanique, un choix judicieux des anesthésies, ainsi qu'une gestion post-opératoire appropriée contribuent à améliorer le taux de succès des interventions et à minimiser les risques pour la mère et le fœtus.

Section III : Moment de l'intervention et évaluation préopératoire

I. Principes du choix du moment de l'intervention

Chez les patientes enceintes présentant une thrombose veineuse, le choix du moment de l'intervention chirurgicale revêt une importance cruciale. Il est nécessaire de trouver un équilibre entre la progression de la thrombose et la stabilité de la grossesse. La chirurgie est généralement indiquée dans les cas suivants : échec du traitement médicamenteux avec extension rapide de la thrombose, thrombose étendue menaçant la vie, ou thrombose provoquant une ischémie sévère ou une nécrose des tissus. En début de grossesse, il convient d'éviter autant que possible une intervention chirurgicale pour réduire le risque de fausse couche ou d'anomalies du développement fœtal. En fin de grossesse, une évaluation minutieuse des risques d'accouchement prématuré est nécessaire, accompagnée de plans d'urgence appropriés.

II. Étapes de la grossesse et planification chirurgicale

Les différentes étapes de la grossesse influencent considérablement le choix du moment de l'intervention. En début de grossesse, il est essentiel de protéger le développement embryonnaire, car les médicaments et les manipulations opératoires peuvent avoir des conséquences irréversibles sur le fœtus. En l'absence d'urgence, un traitement médicamenteux conservateur est privilégié. Le deuxième trimestre, période relativement stable, est considéré comme un moment relativement sûr pour intervenir si les bénéfices prévalent sur les risques. En fin de grossesse, l'augmentation du volume utérin peut compliquer l'intervention, avec un risque accru pour le fœtus. Une évaluation approfondie de la sécurité du fœtus et une préparation obstétricale adéquate sont alors essentielles.

III. Évaluation de l'état général préopératoire

Une évaluation complète de l'état général de la patiente est essentielle pour garantir le succès de l'intervention. Cette évaluation doit inclure l'analyse des fonctions cardiaque et pulmonaire, de la coagulation, des fonctions hépatiques et rénales, ainsi que de la stabilité hémodynamique. Les changements physiologiques propres à la grossesse, tels que l'augmentation du volume sanguin, l'accélération du rythme cardiaque et l'état d'hypercoagulabilité, doivent être pris en compte pour ajuster le plan opératoire et prévenir les complications peropératoires. Les patientes présentant des complications obstétricales, telles que l'hypertension artérielle gravidique ou le diabète, nécessitent une surveillance accrue et des traitements de soutien adaptés.

IV. Évaluation par imagerie et état des vaisseaux

L'examen d'imagerie préopératoire est essentiel pour localiser précisément la thrombose, en évaluer l'étendue et déterminer l'état des vaisseaux. L'échographie Doppler est l'outil de diagnostic de choix pendant la grossesse, permettant une observation en temps réel de l'état du flux sanguin et de l'activité thrombotique. Si nécessaire, des examens complémentaires tels qu'un scanner à faible dose ou une IRM avec contraste peuvent être réalisés pour préciser les caractéristiques de la thrombose et ses relations avec les tissus environnants. Il est particulièrement important de prêter attention à la position des vaisseaux voisins, de l'utérus et du placenta pour planifier le chemin opératoire.

V. Évaluation de l'état de santé fœtal

La surveillance de l'état de santé fœtal avant l'intervention est cruciale pour garantir sa sécurité pendant la chirurgie. Les méthodes courantes incluent l'échographie fœtale, la surveillance du rythme cardiaque fœtal et l'évaluation de la fonction placentaire. Chez les patientes dont le terme est avancé, il est particulièrement important de détecter tout signe de détresse fœtale et d'évaluer les risques que l'intervention pourrait poser au fœtus. Si nécessaire, une collaboration avec l'équipe obstétricale peut permettre de planifier des mesures de secours telles qu'un accouchement d'urgence et des soins néonatals.

VI. Gestion des anticoagulants préopératoires

La gestion des anticoagulants avant l'intervention est une étape clé de la préparation chirurgicale. Les patientes enceintes reçoivent souvent un traitement par héparine de bas poids moléculaire en raison de leur état d'hypercoagulabilité. Cependant, il est généralement recommandé d'arrêter ce traitement 12 à 24 heures avant l'intervention pour réduire le risque de saignement peropératoire. L'intervention ne doit être réalisée qu'après confirmation de la normalisation de la coagulation. Chez les patientes à haut risque, un traitement anticoagulant de transition peut être envisagé pour prévenir la récidive thrombotique pendant l'intervention.

VII. Soutien psychologique et communication éclairée

Les patientes enceintes confrontées à une intervention chirurgicale peuvent ressentir de la tension et de l'anxiété, ce qui peut avoir un impact négatif sur leur préparation préopératoire et leur rétablissement postopératoire. Un soutien psychologique et une communication claire et compréhensible sont donc essentiels avant l'intervention. L'équipe médicale doit expliquer en détail à la patiente et à sa famille la nécessité de l'intervention, les risques encourus et les éventuelles conséquences postopératoires afin d'obtenir leur confiance et leur coopération. Une intervention psychologique avant l'opération peut également aider la patiente à mieux appréhender l'intervention et à améliorer son adhésion aux soins postopératoires.

VIII. Collaboration interdisciplinaire

Les interventions chirurgicales pour les patientes enceintes présentant une thrombose nécessitent une étroite collaboration entre plusieurs disciplines, notamment la chirurgie vasculaire, l'obstétrique, l'anesthésiologie et la néonatologie. Une discussion multidisciplinaire préopératoire est essentielle pour élaborer un plan personnalisé. Pendant l'intervention, une coordination efficace entre les différentes équipes est indispensable pour résoudre rapidement tout problème. En particulier, lors d'interventions en fin de grossesse, la présence de l'équipe obstétricale peut fournir un soutien crucial en cas d'accouchement d'urgence ou de détresse fœtale.

IX. Conclusion

Le choix du moment de l'intervention et l'évaluation préopératoire dans la thrombectomie chez les patientes enceintes sont les bases de la sécurité et de l'efficacité de l'intervention. Une évaluation complète des facteurs liés au moment de l'intervention, au stade de la grossesse, à l'état général de la patiente, aux résultats d'imagerie, à la santé fœtale et à la gestion des anticoagulants, combinée à une collaboration interdisciplinaire et à un soutien psychologique, permet de réduire au maximum les risques chirurgicaux et de protéger la santé de la mère et de l'enfant.

Section IV : Complications et gestion des risques liés à l'athérectomie

I. Risques de saignement peropératoire et gestion

Chez les patientes enceintes, en raison de l'état hypercoagulable et de l'augmentation du volume sanguin, le risque de saignement durant l'athérectomie est significativement augmenté. Le saignement intra-opératoire peut être causé par des lésions vasculaires, des anomalies de la fonction de coagulation ou des erreurs techniques. Les mesures préventives incluent une évaluation précise de la fonction de coagulation avant l'opération, un ajustement approprié des médicaments anticoagulants, ainsi que la préparation de produits sanguins suffisants pour gérer une hémorragie importante. En cas de saignement, il est crucial de procéder rapidement à l'hémostase, à la suture des vaisseaux et à l'utilisation d'hémostatiques, et, si nécessaire, de procéder à une transfusion sanguine et à la correction des anomalies de coagulation.

II. Rechute de thrombose veineuse

La récidive de thrombose après une athérectomie est une complication fréquente, et l'état hypercoagulable en grossesse augmente encore ce risque. Pour prévenir la récidive, il est nécessaire d'initier rapidement un traitement par héparine de bas poids moléculaire ou d'autres anticoagulants après l'intervention et d'ajuster les doses en fonction de l'évolution de la fonction de coagulation du patient. Il est aussi important de favoriser l'activité physique postopératoire, d'éviter les périodes prolongées d'alitement et de réduire le risque de stase veineuse. En outre, il convient de surveiller de près les signes précoces de récidive thrombotique, tels que l'enflure des membres ou l'aggravation de la douleur, afin de prendre des mesures d'intervention appropriées.

III. Risques d'infection

Pendant la grossesse, le système immunitaire est relativement affaibli, ce qui augmente le risque d'infection après une athérectomie, en particulier des infections du site opératoire et des veines profondes. La prévention des infections repose sur une asepsie rigoureuse, l'administration appropriée d'antibiotiques postopératoires et une gestion soignée des incisions chirurgicales. Après l'opération, il faut surveiller de près la température corporelle du patient, l'apparition de rougeurs et de gonflements localisés, ainsi que les signes de réaction inflammatoire systémique. Dès qu'une infection est suspectée, il est nécessaire de contrôler la source de l'infection et d'ajuster le traitement antibiotique.

IV. Lésions des tissus environnants

Les lésions des vaisseaux et des tissus environnants durant l'intervention sont des complications importantes, particulièrement en période de grossesse, où l'utérus agrandi peut modifier la position anatomique et augmenter la difficulté de l'opération. Les lésions des tissus environnants peuvent inclure des lésions nerveuses, des ruptures des canaux lymphatiques ou des dommages à d'autres organes. La prévention des lésions repose sur une localisation précise des structures anatomiques avant l'opération et une manipulation soignée pendant l'intervention. Si des symptômes apparaissent après l'opération, il est important de débuter rapidement une rééducation ou une réparation chirurgicale si nécessaire.

V. Complications fœtales

L'athérectomie peut avoir un impact direct ou indirect sur le fœtus, notamment par la survenue de détresse fœtale, d'hypoxie intra-utérine, voire d'un risque de fausse couche ou de prématurité. Les complications fœtales pendant l'intervention sont souvent liées aux fluctuations de la dynamique hémodynamique maternelle, aux contractions utérines ou aux infections postopératoires. Les interventions chirurgicales en période de grossesse doivent être menées en collaboration avec l'équipe obstétricale, avec une surveillance continue du rythme cardiaque fœtal et une préparation pour une éventuelle césarienne en urgence. Après l'opération, il est essentiel de renforcer la surveillance du fœtus, y compris des échographies régulières et des contrôles du rythme cardiaque fœtal, afin d'assurer la santé du fœtus.

VI. Troubles de la perméabilité des veines profondes postopératoires

Certains patients peuvent présenter des dysfonctionnements veineux après l'opération, se manifestant par un gonflement des membres, une insuffisance veineuse ou des ulcères veineux chroniques. Chez les patientes enceintes, le retour veineux est déjà affecté par la pression de l'utérus, augmentant le risque de troubles de la perméabilité veineuse après l'opération. Les mesures préventives incluent la réduction des lésions de l'endothélium vasculaire durant l'intervention et l'utilisation adéquate de bas de contention et de traitements physiques en postopératoire. Pour les patients présentant déjà une dysfonction veineuse, des traitements médicamenteux, des interventions ou, si nécessaire, une chirurgie supplémentaire peuvent améliorer les symptômes.

VII. Réactions de stress psychologique

L'athérectomie en période de grossesse peut provoquer des réactions de stress psychologique chez les patientes, telles que de l'anxiété, de la dépression ou de l'inquiétude quant à l'issue de la grossesse. Les problèmes psychologiques postopératoires peuvent affecter la récupération maternelle et la santé fœtale, et il est essentiel de les identifier précocement et de fournir un soutien psychologique. L'équipe soignante doit assurer un suivi postopératoire attentif, en facilitant la communication et en apportant un soutien psychologique pour apaiser les émotions du patient. Si nécessaire, un traitement personnalisé peut être établi en collaboration avec des professionnels de la santé mentale.

VIII. Conclusion

La prévention et la gestion des complications liées à l'athérectomie en grossesse sont essentielles pour garantir le succès de l'intervention. Grâce à une évaluation minutieuse avant l'opération, une prise en charge chirurgicale standardisée et un suivi postopératoire rigoureux, associée à la coopération d'une équipe multidisciplinaire, il est possible de réduire au maximum l'incidence des complications.

Section V : Soins postopératoires et évaluation des résultats à long terme

I. Gestion du traitement anticoagulant postopératoire

Le traitement anticoagulant postopératoire est crucial pour prévenir la récidive de thrombose et les complications. Chez les patientes enceintes, un traitement immédiat par héparine de bas poids moléculaire ou d'autres anticoagulants doit être entamé après l'opération, en fonction de l'évaluation préopératoire et des conditions de l'intervention, et poursuivi pendant plusieurs semaines après l'accouchement. Pour les patientes présentant un état hypercoagulable ou d'autres facteurs de risque de thrombose, un traitement anticoagulant à long terme peut être nécessaire. Le personnel soignant doit surveiller de près les paramètres de la fonction de coagulation de la patiente et ajuster la posologie des anticoagulants en fonction de l'évolution dynamique pour assurer un équilibre entre sécurité et efficacité.

II. Prévention et gestion des infections postopératoires

Les patientes enceintes subissant une intervention chirurgicale sont à risque accru d'infections postopératoires, en particulier des infections au niveau des incisions chirurgicales et des veines profondes. Après l'opération, il est impératif de surveiller la température corporelle, l'apparition de rougeurs locales et les signes de réaction inflammatoire. L'utilisation d'antibiotiques pour prévenir l'infection est une stratégie courante, mais les médicaments doivent être choisis en tenant compte de la sécurité du fœtus. Dès qu'une infection est suspectée, il est important de contrôler rapidement la source de l'infection, et, si nécessaire, de procéder à un drainage ou à une intervention chirurgicale, tout en renforçant le soutien nutritionnel de la patiente pour améliorer son immunité.

III. Récupération de la fonction des membres inférieurs postopératoires

L'opération peut avoir un impact à court ou à long terme sur la fonction veineuse des membres inférieurs, rendant la gestion de la rééducation postopératoire essentielle. Les thérapies de rééducation physique, telles que l'activité précoce, l'utilisation de bas de contention et un massage modéré, peuvent favoriser le retour veineux du sang, réduire le gonflement des membres et diminuer le risque de récidive de thrombose. Pour les patientes présentant des troubles fonctionnels des membres inférieurs, un traitement médicamenteux associé à des séances de rééducation peut améliorer le retour veineux et les symptômes.

IV. Surveillance du fœtus pendant la grossesse

La surveillance de la santé fœtale postopératoire est essentielle. L'intervention peut avoir des effets directs ou indirects sur le fœtus, et une surveillance accrue est nécessaire après l'opération, comprenant des échographies régulières pour observer la croissance du fœtus et des contrôles du rythme cardiaque fœtal. L'équipe obstétricale doit suivre de près l'évolution de la mère et du fœtus, et intervenir rapidement en cas de détresse fœtale ou de risque de prématurité, afin de garantir la sécurité de la mère et de l'enfant.

V. Soutien psychologique et accompagnement émotionnel

Après une athérectomie pendant la grossesse, les patientes peuvent éprouver du stress psychologique, notamment des inquiétudes concernant le succès de l'opération et l'issue de la grossesse. Cette pression psychologique peut nuire à la récupération de la patiente et affecter le fœtus. Il est essentiel que le personnel soignant soit attentif à l'état psychologique de la patiente, en utilisant la communication et des conseils psychologiques pour apaiser son anxiété. Si nécessaire, un psychologue peut être consulté pour fournir un soutien psychologique personnalisé.

VI. Évaluation à long terme de la fonction veineuse

Après l'opération, les patientes doivent bénéficier d'une évaluation régulière de la fonction veineuse à long terme, afin de surveiller la perméabilité des veines profondes et le fonctionnement des valves veineuses. Les évaluations incluent l'utilisation de l'échographie Doppler couleur et des tests hémodynamiques, permettant de suivre les changements symptomatiques pour évaluer la récupération de la fonction veineuse. En cas d'insuffisance veineuse chronique, des traitements médicamenteux, des interventions ou, si nécessaire, une chirurgie supplémentaire peuvent être nécessaires.

VII. Évaluation dynamique du risque de récidive de thrombose

L'état hypercoagulable pendant la grossesse augmente le risque de récidive de thrombose après l'opération. Il est donc nécessaire d'évaluer régulièrement le risque de récidive de thrombose de chaque patiente. L'évaluation comprend la fonction de coagulation, les paramètres hémodynamiques et les facteurs de risque individuels. Pour les patientes à risque élevé, le traitement anticoagulant peut être prolongé, et la fréquence des suivis augmentée, tout en renforçant les interventions sur le mode de vie, comme l'arrêt du tabac, le contrôle du poids et une activité physique modérée.

VIII. Suivi post-partum de la mère et de l'enfant

Le post-partum est une phase importante de la gestion postopératoire, qui nécessite une attention particulière à la santé de la mère et du bébé. En ce qui concerne la mère, le traitement anticoagulant doit être poursuivi pendant au moins six semaines après l'accouchement, et il faut surveiller la récidive de thrombose veineuse profonde ainsi que la récupération de la fonction veineuse. Quant au nouveau-né, une surveillance rapprochée de la croissance et du développement neurologique est nécessaire pour s'assurer qu'il n'y a pas d'impact négatif des interventions maternelles pendant la grossesse.

IX. L'IMPORTANCE DU SUIVI MULTIDISCIPLINAIRE

La gestion à long terme des patientes ayant subi une athérectomie en période de grossesse nécessite l'implication d'une équipe multidisciplinaire, comprenant des spécialistes en chirurgie vasculaire, obstétrique, anesthésie, rééducation et psychiatrie. La collaboration entre ces différentes disciplines permet d'assurer la santé de la patiente et du fœtus après l'opération, d'améliorer l'efficacité du traitement et la qualité de vie, tout en fournissant des recommandations personnalisées et fondées sur des données scientifiques pour une grossesse future.

X. CONCLUSION

Les soins postopératoires et l'évaluation des effets à long terme après une athérectomie en période de grossesse sont des éléments clés pour garantir le succès de l'intervention et la santé de la patiente. Grâce à une gestion scientifique des soins postopératoires, à une surveillance dynamique et à la collaboration multidisciplinaire, il est possible de réduire les taux de complications, d'améliorer la qualité de vie des patientes et les résultats de la grossesse, tout en fournissant un cadre pour la gestion intégrée des pathologies thrombotiques pendant la grossesse.

Chapitre 9
Thrombolyse et traitement endovasculaire

En matière de traitement, bien que la thérapie anticoagulante traditionnelle soit efficace dans la plupart des cas, elle peut être limitée dans les cas de thrombose massive ou de cas complexes entraînant des dysfonctionnements d'organes vitaux. Ces dernières années, le traitement thrombolytique et le traitement endovasculaire, en tant qu'approches complémentaires et alternatives, sont progressivement devenus des moyens importants pour améliorer le pronostic des patientes présentant une thrombose pendant la grossesse.

Le traitement thrombolytique, qui dissout directement les caillots par voie médicamenteuse ou mécanique, peut rapidement améliorer la dynamique sanguine, notamment en cas d'embolie pulmonaire menaçant le pronostic vital ou de thrombose veineuse profonde des membres inférieurs. Le traitement endovasculaire, utilisant la technologie d'imagerie guidée, permet d'éliminer les caillots ou de restaurer la perméabilité veineuse par des interventions locales, tout en étant minimalement invasif et précis. Selon les dernières recommandations internationales, l'application de ces deux méthodes pendant la grossesse doit prendre en compte les risques pour la mère et le fœtus ainsi que les bénéfices du traitement, tout en mettant l'accent sur l'importance d'une prise en charge individualisée.

Ce chapitre abordera, en fonction des particularités physiologiques de la grossesse et des mécanismes pathologiques de la thrombose veineuse, les indications, les choix techniques et l'implémentation clinique du traitement thrombolytique et du traitement endovasculaire.

SECTION I : INDICATIONS ET CONTRE-INDICATIONS DU TRAITEMENT THROMBOLYTIQUE

I. Indications du traitement thrombolytique

1. Embolie pulmonaire menaçant le pronostic vital

L'apparition d'une embolie pulmonaire aiguë pendant la grossesse, accompagnée d'une instabilité hémodynamique sévère, telle qu'une hypotension ou un choc, constitue une indication majeure pour un traitement thrombolytique. Dans de telles situations, rétablir rapidement la circulation sanguine est essentiel pour maintenir la vie de la mère tout en réduisant le risque de souffrance fœtale causée par une perfusion placentaire insuffisante. Les recherches cliniques récentes montrent que l'utilisation d'un médicament thrombolytique à faible dose ou de techniques mécaniques pendant la grossesse peut réduire le risque de saignements associés à la thrombolyse systémique.

2. Thrombose veineuse profonde sévère des membres inférieurs

En cas de thrombose veineuse profonde touchant toute la jambe, notamment au niveau des veines iliaques et fémorales, une obstruction sévère du retour veineux peut survenir, augmentant ainsi le risque de syndrome post-thrombotique après l'accouchement. Chez les patientes présentant des douleurs et des œdèmes importants malgré un traitement anticoagulant classique, le traitement thrombolytique local est une option essentielle pour restaurer la perméabilité veineuse et améliorer les symptômes. L'utilisation de techniques d'imagerie guidée permet de garantir la précision du traitement tout en minimisant les risques potentiels pour la grossesse.

II. Contre-indications du traitement thrombolytique

1. Risque élevé de saignement en période post-partum précoce et à la fin de la grossesse

La coagulation et l'état vasculaire de la patiente sont extrêmement instables en fin de grossesse et en période post-partum précoce. L'administration de thrombolytique dans ces phases peut entraîner des complications graves, telles que des saignements post-partum, un décollement placentaire ou une rupture utérine. Par conséquent, le traitement thrombolytique dans ces périodes doit être strictement limité aux cas où les bénéfices potentiels l'emportent sur les risques. Une gestion stricte des saignements et une surveillance rapprochée sont nécessaires après l'intervention.

2. Maladies hémorragiques significatives pendant la grossesse

En cas de thrombocytopénie, de saignement digestif actif ou d'autres maladies hémorragiques majeures pendant la grossesse, le traitement thrombolytique peut entraîner des événements indésirables importants. Pour ces patientes, il est recommandé de privilégier d'autres options thérapeutiques, telles que le traitement endovasculaire ou la chirurgie pour éliminer le caillot, afin de minimiser les risques pour la mère et le fœtus. De plus, pour les patientes ayant des antécédents de troubles hémorragiques graves, une évaluation approfondie du risque avant le traitement est essentielle, et la collaboration multidisciplinaire peut être nécessaire.

En résumé, le traitement thrombolytique joue un rôle crucial dans la gestion de la thrombose veineuse pendant la grossesse, mais son application doit suivre strictement les indications et contre-indications susmentionnées, tout en tenant compte de l'état physiologique particulier de la grossesse et des besoins individuels, afin d'assurer la sécurité de la mère et du fœtus tout en traitant efficacement la thrombose.

SECTION II : CHOIX DES MÉDICAMENTS THROMBOLYTIQUES ET SCHÉMAS THÉRAPEUTIQUES

I. CHOIX DES MÉDICAMENTS THROMBOLYTIQUES

1. Activateur tissulaire du plasminogène recombinant (rt-PA)

L'activateur tissulaire du plasminogène recombinant est le médicament thrombolytique le plus couramment utilisé en soins cliniques. Il agit en activant le plasminogène pour produire de la plasmine, qui dissout les caillots, et est caractérisé par une forte spécificité et un effet rapide. Pendant la grossesse, le rt-PA est considéré comme relativement sûr en raison de sa courte demi-vie et de sa faible capacité à traverser la barrière placentaire. Cependant, la posologie doit être ajustée en fonction de l'état clinique de la patiente, et il est recommandé d'utiliser localement la thrombolyse pour réduire les risques de saignement systémique.

2. Streptokinase et urokinase

La streptokinase et l'urokinase sont des médicaments thrombolytiques traditionnels. La streptokinase, bien que moins coûteuse, peut provoquer des réactions immunitaires, tandis que l'urokinase agit principalement en activant directement le plasminogène. En raison des risques d'allergie et de saignements systémiques, l'utilisation de la streptokinase est limitée pendant la grossesse. L'urokinase, étant moins immunogène et ayant moins d'effets secondaires systémiques, peut rester une option de traitement de remplacement dans certains cas. Pour les cas complexes, une évaluation multidisciplinaire des risques et des bénéfices des médicaments est recommandée.

I. SCHÉMAS THÉRAPEUTIQUES POUR LE TRAITEMENT THROMBOLYTIQUE

1. Thrombolyse systémique

Le traitement thrombolytique systémique est indiqué pour les patientes présentant une embolie pulmonaire aiguë menaçant le pronostic vital. Lors de l'utilisation de rt-PA, un schéma à faible dose est recommandé afin de réduire le risque de saignement, la posologie devant être calculée avec précision en fonction du poids de la patiente. Une surveillance étroite de la pression artérielle, de la fonction de coagulation et des signes de saignement est essentielle. La surveillance des symptômes de la patiente et de l'état intra-utérin du fœtus est indispensable, et un traitement anticoagulant peut être associé pour limiter la formation de caillots résiduels.

2. Thrombolyse locale

La thrombolyse locale consiste à injecter directement le médicament thrombolytique dans la zone du caillot via un cathéter, ce qui réduit considérablement les risques de saignement systémique. C'est l'une des méthodes de choix pour les patientes enceintes. Les techniques courantes incluent la thrombolyse par contact avec cathéter et la thrombolyse assistée par ultrasons. La thrombolyse par cathéter utilise une technologie minimale invasive pour délivrer le médicament avec précision, tandis que la thrombolyse assistée par ultrasons permet d'amplifier l'effet du médicament tout en réduisant la dose nécessaire.

Ces techniques doivent être réalisées sous guidage par imagerie pour garantir leur précision et leur sécurité. Un traitement anticoagulant postopératoire est nécessaire pour prévenir la récidive de la thrombose, et une surveillance régulière du flux sanguin est impérative.

En conclusion, le choix des médicaments thrombolytiques et les schémas thérapeutiques pendant la grossesse doivent tenir compte de la sécurité maternelle et fœtale, de la gravité de la situation clinique et des caractéristiques des médicaments. Un traitement précis, associé à une surveillance en temps réel, permet de réduire les risques de complications et d'améliorer l'efficacité du traitement.

SECTION III : INDICATIONS ET MÉTHODES D'APPLICATION DE LA THÉRAPIE ENDOVASCULAIRE

I. INDICATIONS DE LA THÉRAPIE ENDOVASCULAIRE

1. Cas complexes de thrombose veineuse

La thérapie endovasculaire est couramment utilisée pendant la grossesse pour traiter des thromboses veineuses profondes complexes (TVP) ou des embolies pulmonaires aiguës (EPA), en particulier lorsque le traitement médicamenteux s'avère inefficace ou en présence de complications graves. En cas d'obstruction sévère du flux sanguin, de gonflement important des membres inférieurs, voire de menace pour la survie du membre, la thérapie endovasculaire permet de restaurer rapidement le flux sanguin et de réduire le taux d'insuffisance veineuse secondaire. De plus, pour les patientes qui ne peuvent pas supporter un traitement anticoagulant ou thrombolytique systémique, la thérapie endovasculaire offre une alternative mini-invasive et sûre.

2. Patientes enceintes présentant des complications graves

Pour les patientes enceintes présentant un décollement placentaire, des maladies hypertensives de la grossesse ou d'autres complications graves, la précision de la thérapie endovasculaire en fait une méthode clé pour contrôler l'extension des thromboses et réduire les risques pour la mère et l'enfant. En cas d'embolie pulmonaire aiguë avec dysfonction du côté droit du cœur, le traitement par cathéter peut soulager rapidement la charge sur le cœur droit tout en évitant les risques du thrombolytique systémique. De plus, la thérapie endovasculaire joue un rôle important dans la formation de thromboses de la veine cave inférieure en implantant des filtres temporaires pour protéger l'artère pulmonaire tout en procédant à une thrombo-aspiration locale pour réduire les complications à long terme.

II. Méthodes d'application de la thérapie endovasculaire

1. Thrombectomie mécanique

La thrombectomie mécanique est une technique importante de la thérapie endovasculaire, qui consiste à retirer physiquement le thrombus à l'aide d'un dispositif cathéter mini-invasif pour rétablir la circulation sanguine. Les méthodes couramment utilisées incluent la thrombectomie rotative et la thrombectomie par aspiration. Lors de son utilisation chez les patientes enceintes, cette technique doit être réalisée sous guidage radiologique pour garantir une précision maximale et éviter toute lésion des vaisseaux ou des effets négatifs sur le fœtus. Après l'intervention, un traitement anticoagulant à faible dose doit être administré pour réduire le risque de récidive du thrombus et optimiser la perméabilité veineuse.

2. Technologie combinée de thrombolyse par cathéter

La thrombolyse par cathéter combinée intègre la thrombolyse par contact de cathéter et la thrombectomie mécanique pour maximiser l'efficacité du traitement tout en réduisant la dose de médicament et les effets secondaires systémiques. Cette méthode consiste à administrer des médicaments thrombolytiques directement dans la zone du thrombus via le cathéter, tout en utilisant des dispositifs mécaniques pour accélérer la dégradation du thrombus. Elle est particulièrement utile pour les cas complexes de thrombose pendant la grossesse. Avant l'intervention, une évaluation radiologique complète de la patiente doit être effectuée, et un plan de traitement personnalisé doit être élaboré. Après l'intervention, un suivi avec anticoagulation et imagerie est nécessaire pour garantir une perméabilité à long terme.

La thérapie endovasculaire joue un rôle irremplaçable dans le traitement des thromboses veineuses pendant la grossesse grâce à sa précision, son efficacité et son caractère mini-invasif. En choisissant soigneusement les indications et en optimisant le plan de traitement, elle peut offrir les meilleurs résultats tout en assurant la sécurité de la mère et de l'enfant.

SECTION IV : COMPLICATIONS ET GESTION DES TRAITEMENTS ENDOVASCULAIRES

I. COMPLICATIONS COURANTES DE LA THÉRAPIE ENDOVASCULAIRE

1. Lésions vasculaires et leur prise en charge

Les traitements endovasculaires peuvent entraîner des complications telles que des lésions de l'endothélium vasculaire, des perforations ou la formation de pseudo-anévrismes en raison des manipulations par cathéter ou des interventions mécaniques. Les parois vasculaires des patientes enceintes sont plus vulnérables en raison des changements physiologiques de la grossesse, comme l'amincissement des parois vasculaires et les variations hémodynamiques. En cas de lésion vasculaire, il est essentiel de confirmer l'étendue de la blessure par échographie ou angiographie, puis de prendre des mesures appropriées, telles que prolonger le temps de compression pour stopper le saignement ou implanter un stent pour réparer le vaisseau.

2. Migration du thrombus et embolie

Les interventions endovasculaires peuvent entraîner la migration du thrombus, provoquant une nouvelle embolie, la plus courante étant l'embolie pulmonaire. Les changements hémodynamiques et l'augmentation de la charge volumétrique pendant la grossesse augmentent ce risque. Pour prévenir ces complications, un filtre temporaire peut être utilisé pendant l'intervention, tandis que la thrombo-aspiration doit être réalisée avec précision. En cas d'embolie pulmonaire, une confirmation par imagerie est nécessaire, et des mesures urgentes, comme la thrombolyse ou la thrombectomie mécanique, doivent être mises en œuvre en fonction de l'état clinique de la patiente.

II. Autres complications et stratégies de gestion de la thérapie endovasculaire

1. Infections et prévention par antibiotiques

Les patientes enceintes ont une fonction immunitaire relativement réduite, ce qui augmente le risque d'infections locales ou de bactériémie suite à la thérapie endovasculaire. Il est crucial de respecter strictement les protocoles stériles avant l'intervention et de surveiller de près la température corporelle et les marqueurs inflammatoires après l'intervention. En cas d'infection, des antibiotiques ciblés doivent être administrés dès que nécessaire. De plus, la réduction du temps d'intervention et de la stimulation répétée des tissus environnants lors de l'implantation du cathéter ou du filtre aide à réduire le risque d'infection.

2. Risque de sur-anticoagulation et de saignement

Un traitement anticoagulant est souvent nécessaire après l'intervention, mais les changements dans le système de coagulation pendant la grossesse rendent les patientes plus susceptibles de développer des saignements en raison d'une surdosage d'anticoagulants, comme des saignements au site de ponction ou des hémorragies digestives. Dans ce cas, il est important d'ajuster la dose d'anticoagulant en fonction du poids de la patiente et de la fonction de coagulation dynamique pour éviter une surdose. En cas de saignement significatif, l'anticoagulation doit être suspendue et un traitement symptomatique, tel que des médicaments hémostatiques ou une transfusion de produits sanguins, doit être administré. Une évaluation des risques de saignement avant l'intervention et l'élaboration d'un plan d'urgence sont essentielles pour réduire ces complications.

Bien que les complications de la thérapie endovasculaire puissent affecter la patiente enceinte et le fœtus, la plupart de ces complications sont contrôlables et réversibles grâce à une évaluation rigoureuse avant l'intervention, à une intervention précise pendant l'opération et à une surveillance post-opératoire complète. Une gestion systématique des complications permet non seulement d'assurer la sécurité de la mère et de l'enfant, mais aussi de préparer le terrain pour l'utilisation généralisée de la thérapie endovasculaire pendant la grossesse.

SECTION V : ÉVALUATION DE LA SÉCURITÉ DES TRAITEMENTS THROMBOLYTIQUES ET ENDOVASCULAIRES PENDANT LA GROSSESSE

I. ANALYSE DE LA SÉCURITÉ DU TRAITEMENT THROMBOLYTIQUE PENDANT LA GROSSESSE

1. Impact sur la mère

Le traitement thrombolytique favorise la dissolution de la fibrine et aide à éliminer rapidement les caillots. Cependant, pendant la grossesse, le système sanguin de la mère subit des changements significatifs, et l'équilibre délicat entre la coagulation et l'anticoagulation augmente les risques associés au traitement thrombolytique. Celui-ci peut entraîner des risques de saignements généralisés, tels que des saignements du canal de naissance, un décollement placentaire ou une hémorragie intra-utérine. L'évaluation de la sécurité doit tenir compte de la taille et de la localisation du caillot, ainsi que de la fonction de coagulation, afin d'assurer que les risques sont maîtrisables. De plus, une surveillance étroite des indicateurs de coagulation pendant le traitement thrombolytique et l'ajustement de la dose de thrombolytique, ou l'arrêt du traitement si nécessaire, sont essentiels pour contrôler le risque de saignement chez la mère.

2. Impact sur le fœtus

Les médicaments thrombolytiques ont une masse moléculaire relativement élevée, mais certains peuvent traverser la barrière placentaire et atteindre la circulation fœtale. Les effets potentiels incluent des saignements dans les microvaisseaux du placenta et une réduction de l'irrigation sanguine du fœtus, particulièrement à la fin de la grossesse. Il est donc crucial de choisir avec soin le moment de l'administration du traitement thrombolytique. En cas de thrombose grave au cours du deuxième trimestre, une évaluation approfondie doit être effectuée avant de choisir un traitement thrombolytique, accompagné d'une surveillance dynamique de la croissance et du développement fœtal pour garantir la sécurité du fœtus.

II. ÉVALUATION DE LA SÉCURITÉ DE LA THÉRAPIE ENDOVASCULAIRE

1. Évaluation des risques pour la mère

La thérapie endovasculaire, incluant des techniques telles que la thrombectomie par cathéter, l'aspiration de caillots et l'implantation de stents, peut entraîner des complications locales telles que des perforations vasculaires, de faux anévrismes ou des embolies pulmonaires dues à la migration du thrombus. De plus, l'augmentation du débit cardiaque et les variations de la tension vasculaire pendant la grossesse peuvent accroître le risque de récidive de la thrombose après l'intervention. Il est donc essentiel d'évaluer les caractéristiques anatomiques des vaisseaux et l'état hémodynamique de la patiente avant l'intervention. Lors du choix de la technique, il convient de minimiser la stimulation mécanique des gros vaisseaux en optant pour des dispositifs à faible traumatisme et des cathéters plus fins afin de réduire les risques.

2. Garantie de la sécurité du fœtus

La thérapie endovasculaire est généralement réalisée sous guidage radiologique, et l'exposition aux rayons X est un facteur clé dans l'évaluation de la sécurité fœtale. L'exposition aux radiations pendant la grossesse doit être strictement contrôlée afin de maintenir la dose de radiation dans une plage sûre pour le fœtus. Les techniques d'imagerie à faible dose de radiation et le guidage échographique en temps réel, récemment développées, offrent des alternatives plus sûres pour la thérapie endovasculaire. En outre, pendant l'intervention, il est crucial de surveiller de près la fréquence cardiaque fœtale et l'irrigation sanguine du placenta pour garantir la stabilité du fœtus.

III. ÉVALUATION DE LA SÉCURITÉ DE L'APPLICATION COMBINÉE DE THROMBOLYSE ET DE THÉRAPIE ENDOVASCULAIRE

Chez les patientes enceintes présentant une thrombose grave, l'application combinée de la thrombolyse et de la thérapie endovasculaire peut considérablement améliorer l'efficacité du traitement, mais elle pose des problèmes de sécurité plus complexes. Le traitement combiné peut augmenter le risque de saignement chez la mère, tout en accroissant la probabilité de lésions des microvaisseaux placentaires. Pour les patientes accoutumées à ce type de traitement combiné, un plan de traitement individualisé doit être élaboré, en utilisant une évaluation hémodynamique, des examens radiologiques et des analyses de laboratoire pour bien comprendre l'état de la patiente avant le traitement, et en assurant une surveillance rigoureuse de la mère et du fœtus après l'intervention.

IV. Stratégies d'amélioration de la sécurité et perspectives

Pour améliorer la sécurité des traitements thrombolytiques et endovasculaires pendant la grossesse, il est nécessaire de renforcer la coopération multidisciplinaire entre la médecine materno-fœtale et la chirurgie vasculaire, et d'élaborer des directives de traitement plus systématiques. Par ailleurs, le développement de médicaments thrombolytiques spécifiques pour les patientes enceintes, ainsi que d'équipements à faible radiation et de technologies d'imagerie sans radiation, offrira des garanties supplémentaires pour un traitement plus précis de la thrombose pendant la grossesse.

L'évaluation de la sécurité des traitements thrombolytiques et endovasculaires pendant la grossesse est une base essentielle pour la prise de décision thérapeutique. Grâce à une évaluation scientifique et à des interventions appropriées, il est possible d'obtenir les meilleurs résultats thérapeutiques tout en garantissant la sécurité de la mère et du fœtus.

Chapitre 10
Prévention et gestion des complications

Les thromboses veineuses pendant la grossesse peuvent non seulement entraîner des complications graves telles que l'embolie pulmonaire, l'hypertension gravidique et le décollement placentaire, mais aussi menacer la santé fœtale et augmenter le risque d'événements obstétricaux défavorables. Par conséquent, la prévention et la gestion des complications liées à la TVP (thrombose veineuse profonde) pendant la grossesse sont des éléments clés pour assurer la sécurité de la mère et du fœtus.

Ces dernières années, des guides de traitement internationaux des maladies vasculaires, tels que l'ACCP, ont formulé des recommandations spécifiques pour la gestion de la thrombose veineuse pendant la grossesse, en insistant sur l'importance de l'évaluation individualisée. La prévention des complications doit se fonder sur les caractéristiques étiologiques de la TVP, en tenant compte des facteurs de risque de la patiente, tels que les antécédents de thrombose, le syndrome des anticorps antiphospholipides, l'obésité, ainsi que des facteurs de risque tels que l'immobilisation en fin de grossesse. Des mesures préventives précoces, telles qu'une surveillance renforcée du traitement anticoagulant, l'amélioration du retour veineux, l'augmentation de l'activité physique appropriée et la réduction des lésions veineuses dues aux interventions médicales, peuvent réduire efficacement le risque de complications.

La gestion des complications nécessite une collaboration multidisciplinaire, impliquant des équipes de chirurgie vasculaire, d'obstétrique, d'anesthésie et de néonatologie. Pour les complications courantes de la thrombose pendant la grossesse, telles que les saignements, la récidive de la thrombose et les maladies placentaires spécifiques à la grossesse, des protocoles de traitement systématiques et normalisés doivent être élaborés. Pour la prise en charge des complications aiguës, il convient de privilégier un diagnostic précoce et une intervention rapide, tout en évaluant rigoureusement les risques pour la mère et le fœtus, et en optimisant les stratégies thérapeutiques.

Ce chapitre met l'accent sur les stratégies de prévention et les mesures de gestion des complications liées à la thrombose veineuse pendant la grossesse, en intégrant les dernières recommandations des guides et les avancées scientifiques, afin de fournir des bases solides pour la pratique clinique. Une gestion systématique et un suivi continu peuvent améliorer l'efficacité des traitements chez les patientes atteintes de TVP pendant la grossesse, réduire l'incidence des complications et ainsi améliorer les résultats de santé maternelle et fœtale.

SECTION I : APERÇU DES COMPLICATIONS COURANTES DES THROMBOSES VEINEUSES PENDANT LA GROSSESSE

La thrombose veineuse pendant la grossesse (TVP) est l'une des complications graves liées à la grossesse, dont le mécanisme de survenue est complexe et étroitement lié aux changements physiologiques spécifiques à la grossesse. Les complications courantes de la TVP incluent l'embolie pulmonaire (EP), le syndrome post-thrombose veineuse profonde (DVT), les maladies placentaires liées à la grossesse et les complications hémorragiques liées au traitement. Ces complications représentent non seulement une menace pour la santé et la vie de la mère, mais peuvent également nuire au développement fœtal.

I. EMBOLIE PULMONAIRE

1. Mécanisme et risques de l'embolie pulmonaire

L'embolie pulmonaire est l'une des complications les plus graves de la TVP pendant la grossesse et une cause majeure de mortalité maternelle. L'état hypercoagulable et les facteurs anatomophysiologiques associés à la grossesse favorisent la formation de caillots qui peuvent se détacher et se diriger vers la circulation pulmonaire, provoquant une embolie pulmonaire. La fin de la grossesse et la période post-partum sont des périodes à haut risque pour l'EP, surtout après une césarienne.

2. Manifestations cliniques et défis diagnostiques

Les symptômes de l'embolie pulmonaire incluent une dyspnée soudaine, des douleurs thoraciques et des hémoptysies. Toutefois, ces symptômes peuvent être masqués par d'autres changements physiologiques pendant la grossesse, augmentant ainsi le risque de diagnostic manqué ou erroné. Par conséquent, les patientes chez lesquelles on suspecte une EP pendant la grossesse doivent faire rapidement l'objet d'un diagnostic complémentaire par des examens d'imagerie tels qu'une scintigraphie de ventilation/perfusion ou une angioscanner pulmonaire, tout en équilibrant la sécurité et l'efficacité du traitement.

II. Syndrome post-thrombose veineuse profonde

1. Mécanisme pathologique et manifestations

Le syndrome post-thrombose veineuse profonde est une complication courante à long terme de la DVT, caractérisée par un gonflement chronique du membre affecté, des douleurs, une hyperpigmentation cutanée et des ulcères veineux. L'incidence de ce syndrome pendant la grossesse est étroitement liée à un diagnostic et un traitement précoces de la DVT. Les changements hormonaux et l'effet de dilatation vasculaire propres à la grossesse peuvent aggraver la gravité des symptômes.

2. Gestion et mesures de prévention

La prévention du syndrome post-thrombose veineuse profonde repose sur une intervention précoce de la DVT, comprenant l'utilisation de médicaments anticoagulants efficaces, l'évitement de l'immobilisation prolongée et le port de bas de compression graduée. Pour les patientes ayant développé ce syndrome, des traitements physiques et un suivi à long terme peuvent aider à soulager les symptômes et à améliorer la qualité de vie.

I. Maladies placentaires

1. Dysfonction placentaire et lien avec la TVP

La TVP pendant la grossesse est fortement liée aux troubles de la fonction placentaire, tels que le décollement placentaire, la restriction de croissance fœtale et la mort fœtale in utero. Ces états pathologiques peuvent résulter de la formation de caillots qui perturbent le flux sanguin vers le placenta, et le placenta lui-même peut être un facteur déclencheur de la TVP.

2. Intervention clinique et amélioration des résultats obstétricaux

Chez les patientes atteintes de TVP pendant la grossesse, une surveillance étroite de la fonction placentaire est nécessaire. Cela peut inclure des échographies pour évaluer le développement fœtal et des tests de laboratoire, tels que la mesure des niveaux de D-dimères et un dépistage des anticorps antiphospholipides, afin de guider le traitement personnalisé.

II. Complications hémorragiques liées au traitement

1. Risques du traitement anticoagulant

Le traitement anticoagulant est essentiel pour la gestion de la TVP, mais l'utilisation d'anticoagulants tels que l'héparine de bas poids moléculaire pendant la grossesse peut augmenter le risque de saignement, notamment pendant l'accouchement. Les accouchements par césarienne et par voie vaginale nécessitent une évaluation minutieuse du moment et de la dose de l'anticoagulation pour éviter les hémorragies post-partum importantes.

2. Optimisation des stratégies et contrôle des risques

La gestion des risques associés à l'anticoagulation pendant la grossesse inclut une surveillance stricte, des ajustements appropriés du traitement et une collaboration multidisciplinaire. Un plan de gestion détaillé de l'interruption et de la reprise de l'anticoagulation doit être établi avant l'accouchement pour garantir la sécurité de la mère et du fœtus pendant et après l'accouchement.

III. Impact psychologique et risques à long terme

1. Problèmes de santé mentale

La TVP et ses complications peuvent avoir un impact profond sur la santé mentale des femmes enceintes, entraînant de l'anxiété, de la dépression et d'autres troubles. Cette charge psychologique peut influencer davantage les résultats de la grossesse et doit être prise en compte dans une approche de gestion globale.

2. Évaluation des risques à long terme

Les patientes ayant souffert de TVP pendant la grossesse présentent un risque accru de récidive lors de grossesses futures. Par conséquent, une évaluation détaillée des risques et un suivi à long terme doivent être réalisés après l'accouchement pour guider les choix de contraception et les plans de grossesse futurs, réduisant ainsi la probabilité de récidive de la thrombose.

Les complications liées à la thrombose veineuse pendant la grossesse sont variées et complexes, touchant plusieurs aspects de la santé maternelle et fœtale. Une identification précoce de ces complications, une intervention précise et une gestion systématique peuvent améliorer les résultats de la grossesse et améliorer la santé de la mère et du fœtus.

SECTION II : IDENTIFICATION PRÉCOCE ET PRÉVENTION DES COMPLICATIONS PENDANT LA GROSSESSE

L'identification précoce et la prévention efficace des complications pendant la grossesse sont des moyens importants pour réduire les issues défavorables pour la mère et l'enfant. Les changements physiologiques qui se produisent durant la grossesse créent un terrain favorable à l'apparition de complications. Par conséquent, un dépistage précis des problèmes à haut risque, tels que la thrombose veineuse pendant la grossesse, et une intervention rapide sont cruciaux.

I. DÉPISTAGE DES FACTEURS DE RISQUE DES COMPLICATIONS PENDANT LA GROSSESSE

1. Les populations à haut risque de thrombose veineuse pendant la grossesse

Les femmes enceintes âgées, obèses, ayant des antécédents de thrombose veineuse, un syndrome des antiphospholipides ou des maladies thrombotique héréditaires font partie des populations à haut risque de thrombose veineuse. Ces facteurs augmentent de manière significative le risque de formation de caillots sanguins pendant la grossesse. Par conséquent, un dépistage complet des facteurs de risque ci-dessus doit être réalisé au début de la grossesse, comprenant l'historique médical, des tests de laboratoire tels que la fonction de coagulation et les niveaux de D-dimères, ainsi qu'une évaluation globale en tenant compte des antécédents familiaux et des grossesses précédentes.

2. Modèle de dépistage collaboratif interdisciplinaire

Étant donné que la thrombose veineuse pendant la grossesse implique plusieurs disciplines, telles que l'obstétrique, la chirurgie vasculaire et l'anesthésie, la constitution d'une équipe de collaboration interdisciplinaire centrée sur le médecin obstétricien peut améliorer l'exactitude du dépistage des populations à haut risque. Par exemple, pour les femmes enceintes obèses, une collaboration avec des nutritionnistes peut permettre l'élaboration de plans de gestion du poids personnalisés. Pour les femmes ayant un état de coagulation génétique, une collaboration avec des hématologues pour des tests génétiques et des interventions ciblées est recommandée.

II. Stratégies d'identification précoce des complications pendant la grossesse

1. Surveillance précoce des symptômes cliniques

Les symptômes précoces de la thrombose veineuse pendant la grossesse peuvent inclure des gonflements des jambes, des douleurs, une élévation de la température locale de la peau et des changements de couleur. Cependant, ces symptômes sont souvent ignorés ou mal diagnostiqués dans le contexte de la grossesse. Par conséquent, les cliniciens doivent rester vigilants et enregistrer de manière détaillée et surveiller dynamiquement tous les symptômes suspects. Si nécessaire, des techniques d'imagerie, telles que l'échographie Doppler couleur, doivent être utilisées pour confirmer le diagnostic.

2. Surveillance dynamique des biomarqueurs

Une élévation anormale des niveaux de D-dimères, des facteurs de coagulation VIII et des protéines antithrombotiques C/S pourrait indiquer un risque potentiel de thrombose veineuse pendant la grossesse.

La surveillance régulière de ces indicateurs en laboratoire permet de détecter les changements pathologiques potentiels avant l'apparition des symptômes, ce qui permet une intervention plus précoce.

3. Importance de l'évaluation par imagerie

Pour les femmes enceintes présentant des symptômes atypiques, l'évaluation par imagerie est une méthode diagnostique indispensable. L'échographie Doppler couleur, en tant que méthode de premier choix, peut fournir rapidement et sans douleur des informations hémodynamiques, tandis que l'angiographie par tomodensitométrie est cruciale pour l'évaluation du risque de l'embolie pulmonaire. L'examen par imagerie ne sert pas seulement à confirmer le diagnostic, mais aussi à aider le médecin à élaborer un plan de traitement précis.

III. Mesures de prévention des complications pendant la grossesse

1. Plan de traitement anticoagulant personnalisé

Pour les femmes enceintes présentant des facteurs de risque évidents, un traitement anticoagulant prophylactique est essentiel pour réduire le risque de thrombose veineuse. L'héparine de bas poids moléculaire est largement recommandée pour la prévention des thromboses pendant la grossesse en raison de sa bonne sécurité et efficacité. Le dosage et la durée du traitement doivent être adaptés en fonction du risque individuel, tout en ajustant dynamiquement les indicateurs de la fonction de coagulation.

2. Utilisation de mesures préventives mécaniques

Les bas de compression graduée et les dispositifs de compression pneumatique intermittente sont des outils efficaces pour prévenir la thrombose veineuse pendant la grossesse. En particulier, pour les femmes enceintes alitées pendant une longue période ou subissant une césarienne, la prévention mécanique peut réduire considérablement le risque de stase veineuse dans les jambes et de formation de caillots. Leur avantage réside dans l'absence d'effets secondaires médicamenteux, et elles peuvent être combinées avec un traitement anticoagulant pour améliorer l'efficacité de la prévention.

3. Importance des interventions sur le mode de vie

Maintenir une activité physique modérée et une alimentation saine est une mesure fondamentale pour prévenir la thrombose veineuse pendant la grossesse. Les exercices aérobiques légers, tels que le yoga prénatal ou la marche, peuvent favoriser le retour veineux dans les jambes et réduire le risque de formation de caillots. En outre, contrôler la prise de poids et réduire la consommation d'aliments riches en graisses peuvent améliorer indirectement la santé vasculaire.

IV. COLLABORATION INTERDISCIPLINAIRE ET GESTION SYSTÉMATIQUE

1. Établissement d'un modèle de gestion systématique

La prévention des complications pendant la grossesse nécessite une collaboration interdisciplinaire et une gestion systématique. Les hôpitaux peuvent établir des cliniques spécialisées pour la gestion des populations à haut risque de thrombose veineuse pendant la grossesse, fournissant des suivis continus et des interventions ciblées. Grâce aux dossiers médicaux électroniques et à l'analyse des données, l'efficacité du dépistage et de la prévention peut être optimisée.

2. Éducation des patientes et sensibilisation aux risques

Améliorer la sensibilisation des femmes enceintes et de leurs familles à la thrombose veineuse pendant la grossesse est une étape clé de la prévention. Les établissements de santé peuvent organiser des conférences régulières sur la santé pendant la grossesse et distribuer du matériel éducatif pour renforcer les connaissances des patientes à ce sujet, afin qu'elles puissent identifier activement les symptômes et consulter un médecin.

Grâce à un dépistage précis des facteurs de risque, à une identification précoce et à des mesures de prévention efficaces, l'incidence de la thrombose veineuse pendant la grossesse peut être considérablement réduite, diminuant ainsi les menaces pour la santé de la mère et du bébé. En pratique, la combinaison de mesures de prévention personnalisées et du modèle de collaboration interdisciplinaire constitue la stratégie clé pour améliorer les résultats de la grossesse.

SECTION III : STRATÉGIES DE GESTION MÉDICAMENTEUSE DES COMPLICATIONS THROMBOEMBOLIQUES

L'apparition de thrombose veineuse pendant la grossesse affecte non seulement la santé de la mère, mais peut également représenter un risque grave pour le fœtus. Par conséquent, les stratégies de gestion médicamenteuse des complications thromboemboliques pendant la grossesse sont cruciales. Une intervention médicamenteuse appropriée peut réduire efficacement l'incidence des événements thromboemboliques, diminuer les complications et protéger la sécurité de la mère et du fœtus.

I. PRINCIPES DE BASE DU TRAITEMENT ANTICOAGULANT

1. Choix des médicaments anticoagulants

Pendant la grossesse, la priorité du traitement anticoagulant est de garantir la sécurité du médicament pour la mère tout en minimisant les effets indésirables sur le fœtus. Actuellement, l'héparine de bas poids moléculaire (HBPM) est largement recommandée comme traitement de première intention pour la thrombose veineuse pendant la grossesse. Par rapport à l'héparine standard, l'héparine de bas poids moléculaire présente de meilleures caractéristiques pharmacocinétiques, notamment une demi-vie plus longue et un risque hémorragique plus faible, et elle traverse moins facilement le placenta, limitant ainsi son impact sur le fœtus. Pour les femmes enceintes présentant une anticoagulation insuffisante, en particulier celles ayant une thrombose veineuse profonde ou une embolie pulmonaire, l'utilisation de doses thérapeutiques d'héparine de bas poids moléculaire peut être envisagée.

2. Plan de traitement individualisé

Le traitement anticoagulant pendant la grossesse doit être ajusté en fonction de la situation clinique spécifique de chaque patiente. Par exemple, pour les femmes enceintes présentant un état de coagulation accru, la dose d'héparine de bas poids moléculaire doit être ajustée en fonction des résultats des tests de fonction de coagulation, afin d'assurer que l'effet anticoagulant atteigne le niveau cible. Il est également essentiel de surveiller régulièrement la fonction hépatique et rénale ainsi que la fonction de coagulation de la patiente afin de prévenir les effets indésirables dus aux médicaments. Pour les femmes présentant une tendance au saignement, des doses plus faibles d'anticoagulants doivent être utilisées sous une surveillance stricte.

3. Moment de l'administration des anticoagulants

Le traitement anticoagulant doit être instauré dès la détection de la thrombose veineuse ou des facteurs de risque au début ou au milieu de la grossesse, en fonction des différents stades de la grossesse. Pour les patientes en début de grossesse présentant une thrombose veineuse, un traitement anticoagulant doit être administré en temps utile en fonction de la gravité de la thrombose et de la tolérance de la patiente, afin de garantir la sécurité de la mère et du fœtus. Le traitement dure généralement jusqu'à 6 à 8 semaines après l'accouchement pour éviter la récidive de la thrombose.

II. GESTION MÉDICAMENTEUSE DE LA THROMBOLYSE

1. Utilisation des médicaments thrombolytiques

Pour les événements thromboemboliques graves tels qu'une embolie pulmonaire étendue ou une thrombose veineuse profonde menaçant la vie de la patiente, la thrombolyse est une option thérapeutique à envisager. Pendant la grossesse, l'utilisation des médicaments thrombolytiques doit être réalisée avec une grande prudence. Le rtPA (activateur tissulaire du plasminogène recombinant) est actuellement recommandé comme médicament thrombolytique. Le rtPA est efficace pour dissoudre les caillots et rétablir la circulation sanguine. Cependant, la thrombolyse présente un risque élevé de saignement, en particulier pendant la grossesse, et il est nécessaire d'évaluer strictement les risques et les bénéfices.

2. Contre-indications et précautions d'utilisation de la thrombolyse

Les contre-indications à la thrombolyse pendant la grossesse incluent, mais ne se limitent pas à, des antécédents de maladies hémorragiques, une hypertension grave, un décollement de l'aorte, des antécédents d'hémorragie cérébrale, etc. Il est essentiel de surveiller strictement le risque hémorragique chez les femmes enceintes pendant le traitement, surtout après une chirurgie ou durant la période post-partum. En raison de la coagulation particulière du sang pendant la grossesse, les femmes enceintes sont plus susceptibles de présenter des complications hémorragiques pendant la thrombolyse, nécessitant une surveillance fréquente des paramètres de coagulation et des ajustements de la dose du médicament.

3. Choix du moment pour la thrombolyse

La thrombolyse doit être effectuée le plus tôt possible, en particulier en cas de symptômes graves d'une thrombose aiguë. La thrombolyse précoce peut réduire la survenue de complications pathologiques. Étant donné la sécurité du fœtus pendant la grossesse, le moment de la thrombolyse doit prendre en compte la sécurité de la mère et l'état de développement du fœtus. En cas de besoin de thrombolyse au second ou troisième trimestre, il est particulièrement important de surveiller la fréquence cardiaque fœtale et les mouvements du fœtus, et de réaliser le traitement sous la surveillance d'une équipe médicale.

III. Application combinée de l'anticoagulation et de la thrombolyse

1. Stratégie de traitement combiné

Dans certains cas, un traitement anticoagulant ou thrombolytique seul peut ne pas être suffisant pour prévenir l'extension de la thrombose, surtout en cas de maladie complexe ou de progression rapide. Un traitement combiné peut alors être nécessaire. Par exemple, dans les cas graves d'embolie pulmonaire, l'utilisation d'héparine de bas poids moléculaire pour l'anticoagulation à long terme, associée à un traitement thrombolytique en phase aiguë pour dissoudre rapidement le caillot, peut offrir une double action thérapeutique. Cependant, un traitement combiné doit être choisi avec précaution et la fonction de coagulation de la patiente doit être surveillée de près pour éviter le risque de saignement causé par une anticoagulation excessive.

2. Évaluation et gestion des risques pendant le traitement

Lors de l'utilisation combinée de l'anticoagulation et de la thrombolyse, il est nécessaire d'évaluer le risque de saignement, en particulier chez les patientes à haut risque. Les femmes enceintes présentant une thrombose veineuse pendant la grossesse ont souvent des lésions de l'endothélium vasculaire et des modifications des facteurs de coagulation, créant un état de coagulation accrue. Par conséquent, le risque de saignement doit être contrôlé grâce à une surveillance et à des stratégies thérapeutiques personnalisées. Pendant le traitement, il est important d'évaluer régulièrement l'efficacité des médicaments et de procéder à des ajustements si nécessaire. Le suivi régulier des D-dimères, du temps de prothrombine (TP) et du temps de céphaline activée (APTT) permet de surveiller efficacement l'effet anticoagulant et de réduire le risque de saignement.

IV. Gestion à long terme du traitement médicamenteux

1. Gestion anticoagulante après l'accouchement

Après l'accouchement, les patientes présentant une thrombose veineuse pendant la grossesse doivent continuer à recevoir un traitement anticoagulant pour prévenir la récidive de la thrombose. Pour les patientes ayant reçu de l'héparine de bas poids moléculaire, le traitement doit être poursuivi jusqu'à 6 à 8 semaines après l'accouchement. La durée du traitement anticoagulant peut être ajustée en fonction du risque thrombotique individuel.

2. Choix et ajustement des médicaments anticoagulants à long terme

Certaines patientes présentant une thrombose veineuse pendant la grossesse peuvent nécessiter un traitement anticoagulant à long terme, notamment celles présentant un état de coagulation génétique ou ayant des antécédents de récidive de thrombose veineuse. Lors de l'utilisation à long terme des anticoagulants, le traitement doit être ajusté en fonction des paramètres de coagulation et des manifestations cliniques de la patiente. Des analyses de sang régulières doivent être effectuées pour surveiller l'efficacité et les effets secondaires des médicaments.

Grâce à une gestion médicamenteuse appropriée, le risque de complications thromboemboliques pendant la grossesse peut être efficacement contrôlé, garantissant la sécurité de la mère et du fœtus. Tant le traitement anticoagulant que la thrombolyse doivent être réalisés sous la surveillance stricte des cliniciens afin de garantir un équilibre entre efficacité et sécurité.

Chapitre 11
Mesures de prévention des thromboses veineuses en période périnatale

Avec les progrès de la médecine moderne, le mécanisme de formation des thromboses veineuses est de mieux en mieux compris, ce qui a permis de proposer des stratégies de prévention ciblées. Les femmes enceintes sont en état d'hypercoagulation en raison de changements physiologiques et hormonaux, ce qui augmente le risque de thrombose veineuse. Par conséquent, la prévention efficace des thromboses veineuses en période périnatale devient un objectif clinique majeur. La prévention des thromboses veineuses en période périnatale repose principalement sur une stratégie globale, comprenant des ajustements du mode de vie, une intervention médicamenteuse et une surveillance appropriée. Ces mesures visent à réduire l'incidence des thromboses veineuses chez les femmes enceintes et à assurer la sécurité de la mère et du bébé grâce à un traitement individualisé.

Les facteurs de risque de thrombose en période périnatale incluent, mais ne se limitent pas à, l'obésité, l'hypertension gravidique, les varices, le tabagisme, les périodes prolongées d'alitement, etc. L'identification de ces facteurs de risque est essentielle pour mettre en place des mesures préventives précoces. Les dernières lignes directrices recommandent de procéder à un dépistage de la thrombose chez les femmes enceintes à haut risque dès que possible et de déterminer, en fonction des résultats, si des mesures préventives médicamenteuses sont nécessaires. En particulier, pour les femmes enceintes ayant des antécédents de thrombose veineuse profonde ou d'embolie pulmonaire, un traitement anticoagulant préventif devrait faire partie de la gestion standard.

En termes de prévention médicamenteuse, l'héparine de bas poids moléculaire est largement reconnue comme le médicament de choix pour la prévention des thromboses veineuses en période périnatale. En raison de sa faible masse moléculaire, l'héparine de bas poids moléculaire est plus sûre que l'héparine standard et réduit efficacement le risque de thrombose. De plus, pour les femmes enceintes ayant des antécédents d'alitement prolongé ou présentant des facteurs de risque élevés, l'utilisation de dispositifs de compression tels que des bas de compression est également une mesure physique préventive efficace. Bien que les traitements médicamenteux et physiques soient des moyens importants de prévention, la gestion des thromboses veineuses en période périnatale nécessite toujours une collaboration interdisciplinaire. Les obstétriciens, anesthésistes et chirurgiens vasculaires doivent travailler en étroite collaboration, évaluer et traiter les patientes en fonction de leur situation spécifique, afin de prévenir la thrombose veineuse tout en évitant les effets secondaires ou complications médicamenteuses possibles.

En conclusion, les mesures de prévention des thromboses veineuses en période périnatale doivent commencer le début de la grossesse, en appliquant les dernières lignes directrices et théories, en adoptant une stratégie de traitement individualisée et diversifiée pour assurer la santé et la sécurité de la mère et de l'enfant. Cela nécessite non seulement une compréhension approfondie des risques de thrombose par les médecins, mais également une coopération étroite entre les patientes et les professionnels de la santé pour obtenir les meilleurs résultats thérapeutiques.

SECTION I : ÉVALUATION DES FACTEURS DE RISQUE DE THROMBOSES VEINEUSES PÉRINATALES

La thrombose veineuse en période périnatale est l'une des complications graves et fréquentes de la grossesse, ayant un impact significatif sur la santé de la mère et du bébé. Le mécanisme de formation des thromboses pendant la grossesse présente des particularités, liées à la fois aux facteurs physiologiques et aux états pathologiques. Par conséquent, une évaluation efficace des facteurs de risque de thrombose veineuse en période périnatale est une étape essentielle pour la prévention et la gestion de cette affection. L'identification précoce des femmes enceintes à haut risque et la mise en œuvre de mesures d'intervention peuvent réduire de manière significative l'incidence de la thrombose veineuse.

I. Effet des changements physiologiques de la grossesse sur la formation de thrombose

1. Pendant la grossesse, les caractéristiques rhéologiques du sang chez la femme changent de manière significative, ce qui entraîne une activation progressive des fonctions de coagulation. Ces changements sont destinés à faire face à l'hémorragie potentielle massive lors de l'accouchement, assurant ainsi une coagulation appropriée. Cependant, cette modification physiologique rend également les femmes enceintes plus susceptibles de développer des thromboses. Au cours de la grossesse, les niveaux de facteurs de coagulation tels que les facteurs VII, VIII, IX, X, ainsi que le fibrinogène, augmentent de manière significative. Le plasma fibrinogène et le nombre de plaquettes sanguines augmentent également, ce qui favorise la formation de thromboses.
2. Outre les caractéristiques de la coagulation sanguine, l'augmentation de la taille de l'utérus et la diminution de la vitesse du flux sanguin pendant la grossesse contribuent également à la formation de thromboses. La pression exercée par l'utérus sur les veines pelviennes entrave le retour veineux, ce qui augmente le risque de thrombose veineuse.

II. Facteurs de risque de thrombose veineuse en période périnatale

1. Les facteurs de risque de thrombose veineuse pendant la grossesse peuvent être classés en plusieurs catégories. Tout d'abord, il existe des facteurs liés à un état de haute coagulation du sang. Une proportion élevée de femmes enceintes présente un état de haute coagulation, en particulier les femmes atteintes du syndrome des antiphospholipides ou d'une mutation génétique du facteur V. De plus, les femmes enceintes souffrant de diabète, d'obésité, d'hypertension et d'autres maladies chroniques présentent également un risque accru de thrombose veineuse, en raison de leur mauvaise fluidité sanguine et de leur contrôle insuffisant de la pression artérielle.
2. Ensuite, la survenue de thromboses veineuses est liée à la capacité d'activité et à la position de la femme enceinte. Les périodes prolongées d'alitement ou d'inactivité, ainsi que les longues périodes passées en position assise, entraînent une stase veineuse dans les membres inférieurs et augmentent le risque de thrombose veineuse. De plus, pendant l'accouchement, en particulier lors de césariennes, de

saignements importants post-partum ou lorsque la parturiente reste longtemps debout, le risque de thrombose veineuse augmente considérablement.

III. Facteurs pathologiques associés à la thrombose veineuse en période périnatale

1. En plus des changements physiologiques de la grossesse, certaines maladies spécifiques sont également des facteurs de risque de thrombose en période périnatale. Par exemple, les femmes enceintes ayant des antécédents de thrombose veineuse profonde, d'embolie pulmonaire, etc., présentent un risque accru de récidive de thrombose. Des mesures préventives doivent être prises en fonction de l'historique médical individuel. En outre, des maladies sous-jacentes telles que le syndrome des antiphospholipides ou des troubles de la fonction de l'endothélium vasculaire augmentent également le risque de thrombose chez les femmes enceintes.
2. Les infections post-partum, les anomalies du placenta et d'autres complications sont également des facteurs de risque de thrombose veineuse. La réponse inflammatoire systémique induite par une infection augmente le risque de formation de thromboses, en particulier chez les femmes ayant subi une césarienne ou une hémorragie post-partum sévère.

IV. Dépistage et identification précoce des thromboses veineuses en période périnatale

1. Le dépistage des thromboses veineuses pendant la grossesse doit être effectué en tenant compte des antécédents médicaux et des facteurs de risque spécifiques de la patiente. Pour les femmes enceintes à haut risque, telles que celles ayant des antécédents de thrombose veineuse, d'obésité, de diabète ou des antécédents familiaux, le dépistage du risque thrombotique doit être réalisé dès que possible. En fonction des résultats de l'évaluation, un plan de gestion individualisé doit être établi.
2. Dans la pratique clinique, les méthodes diagnostiques des thromboses veineuses doivent être choisies en fonction de l'état clinique de la patiente et de sa situation. Les biomarqueurs de la thrombose, l'échographie Doppler couleur, etc., peuvent être utilisés pour

déterminer la présence de thromboses veineuses, tout en surveillant de près la fonction de coagulation de la patiente.

V. Gestion et prévention des thromboses veineuses en période périnatale

1. La gestion des femmes enceintes à haut risque repose sur une combinaison de mesures non médicamenteuses et d'interventions médicamenteuses pour réduire l'incidence des thromboses veineuses. Les mesures non médicamenteuses, telles que l'activité précoce et la compression physique, peuvent favoriser la circulation sanguine et réduire le risque de thrombose veineuse. Pour les femmes enceintes à risque élevé, l'héparine de bas poids moléculaire est le médicament de choix, permettant de réduire efficacement le risque de formation de thromboses.
2. Les stratégies de gestion des thromboses veineuses en période périnatale se concentrent de plus en plus sur l'individualisation du traitement, notamment pour les femmes ayant des antécédents de thrombose ou des états de haute coagulation. Une intervention précoce et un suivi rapproché sont essentiels.

En résumé, les facteurs de risque de thrombose veineuse en période périnatale sont nombreux et variés. Les changements physiologiques, pathologiques et liés au mode de vie au cours de la grossesse peuvent tous influencer la survenue de thromboses. Grâce à une évaluation scientifique et une gestion appropriée des facteurs de risque, la survenue de thromboses peut être efficacement prévenue, améliorant ainsi la sécurité de la mère et de l'enfant.

Section II : Prévention médicamenteuse

Les stratégies de prévention médicamenteuse des thromboses veineuses pendant la période périnatale visent à réduire le risque de formation de caillots par l'utilisation de médicaments anticoagulants. La prévention médicamenteuse est particulièrement importante chez les femmes enceintes à haut risque, notamment celles ayant des antécédents de thrombose ou une susceptibilité accrue aux caillots. Une intervention médicamenteuse précoce et efficace peut significativement réduire le taux de thrombose veineuse. Cette section abordera principalement les médicaments couramment utilisés pour la prévention médicamenteuse en période périnatale, leurs indications et les précautions à prendre.

I. Application de l'héparine de bas poids moléculaire

1. L'héparine de bas poids moléculaire (HBPM) est actuellement le médicament de choix pour la prévention des thromboses veineuses pendant la période périnatale. Par rapport à l'héparine standard, l'héparine de bas poids moléculaire possède une activité anti-Xa plus élevée, offrant un effet anticoagulant plus stable et des effets secondaires moins nombreux. L'héparine de bas poids moléculaire présente une grande sécurité d'emploi pendant la grossesse et a une faible capacité à traverser le placenta, ce qui limite son impact sur la sécurité materno-fœtale.
2. L'héparine de bas poids moléculaire est principalement utilisée pendant la période périnatale chez les femmes enceintes présentant un état de haute coagulabilité, des antécédents de thrombose ou des grossesses à haut risque. Elle est indiquée pour les femmes enceintes ayant des antécédents de thrombose veineuse profonde, d'embolie pulmonaire, d'obésité, de diabète, d'hypertension, ou encore celles présentant un antécédent familial ou un test positif aux anticorps antiphospholipides. Pour ces femmes à haut risque, l'héparine de bas poids moléculaire peut être administrée pendant toute la grossesse, jusqu'à six semaines après l'accouchement.
3. La posologie de l'héparine de bas poids moléculaire doit être ajustée en fonction du poids corporel et de la fonction rénale de la patiente. La dose standard est une injection sous-cutanée quotidienne. Le moment de l'arrêt du traitement doit être pris en compte lors de l'accouchement, généralement 24 heures avant l'accouchement. Pour les femmes ayant subi une césarienne ou présentant un risque élevé de saignement, la posologie et le moment de l'administration doivent être ajustés en fonction des circonstances spécifiques.

II. Application adjuvante des médicaments antiplaquettaires

1. Pour certaines femmes enceintes à haut risque de thrombose veineuse, des médicaments antiplaquettaires tels que l'aspirine peuvent également être utilisés en traitement adjuvant. L'aspirine réduit la formation de caillots en inhibant l'agrégation plaquettaire. Bien que

l'efficacité de l'aspirine dans la prévention des thromboses veineuses ne soit pas aussi marquée que celle de l'héparine de bas poids moléculaire, elle est souvent utilisée en complément de l'héparine pour les femmes présentant un risque accru de thrombose, notamment celles souffrant du syndrome des antiphospholipides.

2. L'aspirine est généralement administrée au cours du deuxième et troisième trimestre de la grossesse, particulièrement pour les femmes ayant des antécédents de fausses couches à répétition ou un test positif pour les anticorps antiphospholipides. Lorsqu'elle est utilisée de manière sûre pour le fœtus, l'aspirine peut aider à prévenir la thrombose veineuse et les maladies liées au placenta.

3. Il est important d'adapter la dose et le moment d'administration de l'aspirine en fonction des besoins spécifiques de chaque patiente. L'utilisation combinée de l'héparine de bas poids moléculaire et de l'aspirine peut considérablement réduire le risque de thrombose veineuse chez les femmes enceintes à haut risque.

III. Surveillance du traitement médicamenteux et évaluation de la sécurité

1. Quelle que soit l'option anticoagulante choisie, il est essentiel de surveiller de près les paramètres de coagulation pendant la période périnatale. En particulier, lors de l'utilisation de l'héparine de bas poids moléculaire, les niveaux d'anti-Xa doivent être régulièrement mesurés pour assurer l'efficacité et la sécurité du traitement.

2. Il est également crucial de surveiller la fonction rénale, le nombre de plaquettes et d'autres paramètres, notamment lors de l'utilisation prolongée d'héparine de bas poids moléculaire. Une surdose d'héparine peut augmenter le risque de saignement, tandis qu'un arrêt prématuré du traitement peut entraîner une récidive de la thrombose. Il est donc essentiel d'ajuster la dose et de surveiller de près les paramètres pour garantir la sécurité du traitement.

3. La sécurité du traitement médicamenteux dépend non seulement du choix des médicaments, mais aussi de l'état physique individuel de la patiente. Lors de la mise en place d'une prévention médicamenteuse, il est essentiel de prendre en compte les comorbidités de la patiente, ses réactions aux médicaments et les changements physiologiques de la grossesse, afin de fournir un traitement individualisé et de minimiser les risques pour la mère et l'enfant.

IV. PERSPECTIVES FUTURES DE LA PRÉVENTION MÉDICAMENTEUSE

Avec les progrès de la recherche sur la thrombose veineuse pendant la période périnatale, l'avenir de la prévention médicamenteuse pourrait se concentrer davantage sur l'élaboration de traitements individualisés. Par exemple, l'évaluation génétique des réponses des femmes enceintes aux différents anticoagulants pourrait permettre une sélection plus précise des médicaments. En outre, le développement de nouveaux anticoagulants pourrait offrir davantage d'options thérapeutiques pour la prévention des thromboses périnatales, améliorant ainsi à la fois la sécurité et l'efficacité du traitement.

En résumé, la prévention médicamenteuse des thromboses veineuses périnatales nécessite non seulement le choix approprié des anticoagulants, mais aussi une gestion individualisée en fonction de la situation spécifique de chaque patiente. Une surveillance et un traitement bien gérés peuvent réduire de manière significative le risque de thrombose veineuse et offrir une protection précieuse pour la santé de la mère et de l'enfant.

SECTION III : IMPACTS DU MODE D'ACCOUCHEMENT SUR LA THROMBOSE VEINEUSE ET LES STRATÉGIES DE PRÉVENTION

La thrombose veineuse pendant la période périnatale est l'un des problèmes majeurs affectant la santé maternelle et infantile, et le mode d'accouchement joue un rôle clé dans l'incidence de cette pathologie. Les différentes méthodes d'accouchement ont non seulement des implications sur les changements physiologiques au cours de l'accouchement, mais affectent également le flux sanguin, la pression veineuse et le risque de formation de caillots de manière différente. Un choix approprié du mode d'accouchement, associé à des mesures préventives adaptées, peut efficacement réduire le risque de thrombose veineuse pendant la grossesse. Cette section explorera la relation entre le mode d'accouchement et la thrombose veineuse, et proposera des stratégies préventives adaptées à chaque mode d'accouchement.

I. L'IMPACT DE L'ACCOUCHEMENT VAGINAL SUR LA THROMBOSE VEINEUSE

L'accouchement vaginal désigne la méthode d'accouchement par voie naturelle. En général, cette méthode n'exerce pas une pression excessive sur le système veineux de la mère, et le risque de thrombose veineuse après un accouchement vaginal est relativement faible par rapport à une césarienne. Cependant, durant l'accouchement, surtout lorsqu'il est long, la femme enceinte peut subir des changements de position, une pression abdominale accrue et des fluctuations hormonales, des facteurs qui peuvent altérer le retour veineux et augmenter le risque de thrombose.

Lorsque l'accouchement vaginal dure longtemps, ou en cas d'interventions comme l'utilisation de forceps, la pression sur les veines pelviennes peut entraver le retour sanguin des membres inférieurs. En fin d'accouchement, la pression exercée par l'utérus peut également compresser la veine cave inférieure, augmentant ainsi le risque de thrombose veineuse. De plus, les variations hormonales post-partum, la fatigue physique et le repos au lit peuvent également favoriser la formation de caillots.

Ainsi, bien que l'accouchement vaginal soit généralement considéré comme plus sûr, les femmes enceintes à risque élevé, en particulier celles souffrant d'obésité, de varices, d'antécédents de thrombose ou d'hypertension gravidique, doivent faire l'objet d'une surveillance étroite après l'accouchement. Une reprise précoce de l'activité physique et des ajustements de la position corporelle sont essentiels pour réduire le risque de thrombose.

II. L'IMPACT DE LA CÉSARIENNE SUR LA THROMBOSE VEINEUSE

Comparée à l'accouchement vaginal, la césarienne présente un risque plus élevé de thrombose veineuse. La césarienne étant une intervention chirurgicale, elle implique une anesthésie prolongée et une période de repos au lit, facteurs qui peuvent perturber la circulation sanguine, en particulier le retour veineux des membres inférieurs, augmentant ainsi l'incidence des thromboses veineuses profondes. De plus, la période post-partum après une césarienne nécessite généralement une phase de récupération plus longue, et l'immobilité prolongée augmente davantage le risque de formation de caillots.

Après une césarienne, la région abdominale et pelvienne subit des traumatismes et une pression supplémentaires, ce qui perturbe le flux sanguin, notamment dans les veines des jambes. Le long repos au lit après l'intervention favorise la formation de thromboses veineuses. Des études montrent que le taux de thrombose veineuse après une césarienne est nettement plus élevé qu'après un accouchement vaginal, surtout en cas d'absence de mouvement précoce après l'opération.

Pour les femmes ayant accouché par césarienne, en particulier celles présentant des facteurs de risque, des mesures de prévention plus agressives doivent être mises en place. L'activité physique précoce après l'opération est une mesure clé pour prévenir la thrombose veineuse. Le traitement de compression, tel que le port de bas de compression ou l'utilisation de dispositifs de compression pneumatique, est également crucial pour réduire le risque de thrombose post-partum. Les femmes qui doivent rester alitées pendant une période prolongée devraient bénéficier d'une prévention combinée, incluant à la fois des traitements médicamenteux et des mesures physiques.

III. Stratégies de prévention de la thrombose veineuse selon le mode d'accouchement

1. Lors du choix du mode d'accouchement, il est essentiel de prendre en compte la situation clinique spécifique de la femme enceinte, notamment son état de santé et ses antécédents médicaux. Les femmes présentant des varices, de l'obésité ou des antécédents familiaux de thrombose doivent faire l'objet d'une évaluation du risque de thrombose veineuse avant l'accouchement. En fonction des résultats, le mode d'accouchement approprié doit être choisi. Pour les femmes à haut risque, en particulier celles ayant des antécédents graves de thrombose veineuse ou d'autres complications, une césarienne peut être un choix plus sûr, mais une surveillance et des mesures préventives strictes doivent être mises en placc après l'intervention.
2. Concernant la gestion post-partum, quelle que soit la méthode d'accouchement, la reprise précoce de l'activité physique est essentielle pour prévenir la thrombose veineuse. Les femmes ayant accouché par voie vaginale doivent se lever rapidement et effectuer des exercices simples pour les jambes. Les femmes ayant accouché par césarienne doivent commencer à bouger les jambes dans les 24 heures suivant l'opération et bénéficier d'une surveillance accrue de la thrombose veineuse. En combinant une reprise précoce de l'activité physique, des ajustements de position appropriés et des mesures physiques préventives, il est possible de réduire considérablement le taux de thrombose veineuse.

IV. Traitement personnalisé et surveillance

La prévention de la thrombose veineuse doit être individualisée. En particulier pendant la période périnatale, l'état de santé de la mère et le mode d'accouchement choisi influencent directement le risque de thrombose. Grâce à une évaluation complète de la patiente et à un choix de mode d'accouchement adapté, des stratégies de prévention personnalisées peuvent être mises en place. Les femmes à haut risque nécessitent une attention particulière quant au risque de thrombose post-partum, avec des mesures préventives combinées telles que l'activité précoce, la compression physique et la prévention médicamenteuse.

En outre, la surveillance de la thrombose veineuse après l'accouchement est essentielle. Pour les femmes à haut risque, des examens réguliers du système veineux, en particulier des veines des jambes, doivent être réalisés afin de détecter rapidement les signes précoces de thrombose. Des méthodes de surveillance et d'intervention adaptées au mode d'accouchement permettent de réduire efficacement le risque de thrombose et de garantir la sécurité de la mère.

V. Conclusion

Le mode d'accouchement a un impact considérable sur le risque de thrombose veineuse, la césarienne étant associée à un risque plus élevé que l'accouchement vaginal. Pendant la période périnatale, le choix du mode d'accouchement, combiné à des stratégies de prévention basées sur des preuves et des traitements personnalisés, peut réduire efficacement le risque de thrombose veineuse. Qu'il s'agisse d'un accouchement vaginal ou d'une césarienne, les mesures de prévention de la thrombose et la reprise d'activité post-partum doivent être considérées comme des éléments clés du processus de récupération.

Chapitre 12
Gestion multidisciplinaire des thromboses liées à la grossesse

Avec les recherches approfondies sur les mécanismes de la formation de thromboses pendant la grossesse et l'accumulation d'expérience clinique, la gestion des thromboses veineuses pendant la grossesse a progressivement évolué vers un modèle de gestion multidisciplinaire, mettant l'accent sur la collaboration étroite entre les équipes spécialisées en vue d'offrir des traitements plus efficaces et personnalisés.

Ce chapitre se concentrera sur la gestion multidisciplinaire des thromboses veineuses pendant la grossesse, en présentant comment les équipes de gynécologie-obstétrique, chirurgie vasculaire, anesthésie et médecine interne peuvent collaborer afin d'optimiser les stratégies de prévention et de traitement des thromboses. Selon les dernières lignes directrices internationales, l'évaluation du risque de thrombose veineuse pendant la grossesse doit tenir compte non seulement des effets de la grossesse elle-même, mais aussi d'autres facteurs comme les antécédents médicaux de la patiente, les antécédents familiaux, le mode de vie et les complications de la grossesse. La collaboration multidisciplinaire permet de concevoir un plan de traitement et de prévention personnalisé pour chaque femme enceinte, réduisant ainsi efficacement les risques de complications thromboemboliques. La gestion multidisciplinaire joue un rôle essentiel non seulement dans la globalité de l'évaluation des risques, mais aussi dans la diversité et la flexibilité des options thérapeutiques. Grâce à une prise de décision collective, chaque mesure thérapeutique est fondée sur la science et adaptée aux besoins spécifiques de chaque patiente. En outre, la surveillance précoce des complications et l'intervention rapide dépendent également de la collaboration entre les différentes spécialités, afin d'identifier et traiter les complications liées aux thromboses veineuses dans les plus brefs délais.

En résumé, la gestion multidisciplinaire des thromboses veineuses pendant la grossesse est essentielle pour améliorer la santé et la sécurité des femmes enceintes. Grâce à la collaboration interdisciplinaire, et en appliquant les théories médicales et lignes directrices les plus récentes, il est possible de fournir un traitement plus précis et personnalisé à chaque patiente, réduisant ainsi la mortalité et la morbidité liées aux thromboses. Ce chapitre explore en profondeur l'application pratique du modèle de gestion multidisciplinaire dans le traitement des thromboses veineuses pendant la grossesse, afin d'aider les cliniciens à mieux faire face à ce défi médical complexe.

SECTION I : NÉCESSITÉ ET PRINCIPES FONDAMENTAUX DE LA COLLABORATION MULTIDISCIPLINAIRE

I. NÉCESSITÉ DE LA COLLABORATION MULTIDISCIPLINAIRE

La thrombose veineuse pendant la grossesse (TVG) est étroitement liée aux changements physiologiques associés à la grossesse, tels que les modifications du mécanisme de coagulation sanguine, les variations hormonales, les facteurs placentaires et les changements hémodynamiques veineux. Ces facteurs augmentent le risque de thrombose chez la femme enceinte par rapport à la population générale. Par ailleurs, la grossesse est souvent accompagnée de comorbidités qui compliquent la gestion de la TVG. Dans ce contexte, une gestion unidisciplinaire est souvent insuffisante pour répondre à la complexité et à la diversité des thromboses veineuses liées à la grossesse. Il est donc crucial d'adopter une approche de gestion multidisciplinaire.

La gestion des thromboses veineuses pendant la grossesse nécessite la prise en compte de nombreux facteurs : l'état physiologique de la patiente, le suivi de la grossesse et la santé du fœtus, ainsi que la gestion des complications. La collaboration entre plusieurs spécialités médicales permet de réduire les risques de traitement en apportant toute une gamme de perspectives diverses. Par exemple, les obstétriciens sont responsables de l'évaluation de la grossesse et de la santé fœtale, tandis que les chirurgiens vasculaires apportent leur expertise dans le traitement des thromboses. Les anesthésistes, quant à eux, prennent en compte les besoins spécifiques lors des accouchements ou des interventions chirurgicales, afin d'assurer des soins optimaux tout en minimisant les risques.

De plus, le traitement des thromboses pendant la grossesse implique souvent une combinaison de traitements médicamenteux, chirurgicaux et physiques. Une approche unidisciplinaire a du mal à couvrir toutes ces facettes du traitement, et la collaboration étroite entre les experts de différentes disciplines garantit l'intégralité, la précision et l'efficacité du traitement. Elle permet aussi de détecter et résoudre rapidement les problèmes potentiels en cours de traitement, réduisant ainsi le taux de complications.

II. Principes fondamentaux de la collaboration multidisciplinaire

La collaboration multidisciplinaire repose sur la philosophie de « soins globaux », qui met l'accent sur la gestion holistique du patient, en tenant compte de tous les facteurs physiologiques, psychologiques et sociaux qui peuvent intervenir durant le traitement. Chaque étape du traitement, de la sélection des approches thérapeutiques à la surveillance et à l'évaluation de l'évolution de la maladie, nécessite des décisions conjointes de l'équipe multidisciplinaire.

Tout d'abord, la collaboration multidisciplinaire repose sur l'idée de « traitement personnalisé ». Chaque patiente étant unique, le traitement doit être adapté en fonction de ses antécédents médicaux, de son état de santé et des risques spécifiques liés à sa grossesse. Dans le traitement des thromboses veineuses pendant la grossesse, diverses options thérapeutiques, choix de médicaments, timing des interventions chirurgicales ou de l'accouchement peuvent avoir des impacts différents sur la mère et l'enfant. C'est pourquoi il est essentiel que l'équipe multidisciplinaire, en évaluant globalement la situation de la patiente, définisse un traitement qui garantisse à la fois la sécurité et la santé de la mère et de l'enfant. Par exemple, les fonctions de coagulation, les antécédents médicaux, les complications de grossesse, etc., influencent le choix et la posologie des anticoagulants. Une collaboration multidisciplinaire permet d'optimiser le traitement en tenant compte de tous ces facteurs.

Ensuite, la collaboration multidisciplinaire met l'accent sur « la gestion continue ». Cela signifie que le traitement ne doit pas seulement se concentrer sur la prise en charge immédiate de la condition, mais aussi sur les soins post-opératoires et la gestion à long terme après l'accouchement. Le traitement des thromboses veineuses pendant la grossesse ne se limite pas aux soins prénataux. Il doit également inclure une période de récupération après l'accouchement, particulièrement en ce qui concerne la prévention et la gestion des complications thromboemboliques chez la mère et l'enfant. Par conséquent, après la sortie de l'hôpital, la continuité du traitement des thromboses et la gestion du suivi sont essentielles, ce qui nécessite un soutien constant de l'équipe multidisciplinaire pendant la période de récupération.

Enfin, la collaboration multidisciplinaire valorise « le partage d'informations » et « la communication au sein de l'équipe ». Un partage d'informations efficace permet à chaque spécialiste de suivre l'évolution de la patiente en temps réel et de réajuster les traitements si nécessaire. Dans la gestion des thromboses veineuses pendant la grossesse, la communication étroite entre les différents membres de l'équipe permet de repérer rapidement les risques potentiels et d'y répondre de manière proactive, minimisant ainsi les risques de mortalité et de morbidité pour la patiente.

En somme, le principe fondamental de la collaboration multidisciplinaire est de centrer les soins sur la patiente, en proposant un traitement global et une gestion continue qui garantissent des soins précis et complets. Cette approche permet d'améliorer les résultats thérapeutiques et de garantir la sécurité de la mère et de l'enfant, tout en réduisant les complications et la mortalité liées aux thromboses veineuses.

SECTION II : MODÈLE DE GESTION COLLABORATIVE ENTRE LA GYNÉCOLOGIE-OBSTÉTRIQUE ET LA CHIRURGIE VASCULAIRE

I. NÉCESSITÉ DE LA COLLABORATION ENTRE LA GYNÉCOLOGIE-OBSTÉTRIQUE ET LA CHIRURGIE VASCULAIRE

La thrombose veineuse pendant la grossesse est une maladie complexe, étroitement liée aux changements physiologiques de la grossesse, notamment les modifications du mécanisme de coagulation sanguine et des flux sanguins veineux, ce qui augmente le risque de thrombose. La gestion de cette condition nécessite la collaboration de la gynécologie-obstétrique et de la chirurgie vasculaire. Les obstétriciens se concentrent sur la santé de la mère et de l'enfant, tandis que les chirurgiens vasculaires se spécialisent dans le traitement des thromboses. Leur collaboration permet d'optimiser les traitements et d'assurer la sécurité de la mère et de l'enfant.

La gestion de la thrombose veineuse pendant la grossesse ne se limite pas à une seule spécialité. Les obstétriciens doivent évaluer l'impact des traitements sur le fœtus, tandis que les chirurgiens vasculaires doivent évaluer la gravité de la thrombose et le moment de l'intervention. Un diagnostic et un traitement précoces sont essentiels pour améliorer l'efficacité et la sécurité du traitement, et la collaboration entre obstétriciens et chirurgiens vasculaires est indispensable pour cela.

II. Mode de gestion collaborative entre la gynécologie-obstétrique et la chirurgie vasculaire

La gestion collaborative entre la gynécologie-obstétrique et la chirurgie vasculaire repose sur des consultations multidisciplinaires régulières et un mécanisme de partage d'informations. Les obstétriciens et les chirurgiens vasculaires discutent des cas en groupe pour élaborer des plans de traitement personnalisés. Cela inclut des décisions concernant l'utilisation de traitements anticoagulants, le choix des médicaments, la nécessité d'une thrombolyse ou d'une intervention chirurgicale, etc.

Tout d'abord, les obstétriciens doivent évaluer en détail l'évolution de la grossesse, la situation du fœtus et les complications potentielles. Par exemple, pour les grossesses à haut risque, les obstétriciens doivent tenir compte du risque de thrombose veineuse et discuter des options thérapeutiques avec les chirurgiens vasculaires. Ces derniers doivent aussi prendre en compte les facteurs de coagulation et la localisation des caillots pour fournir des recommandations spécifiques de traitement.

III. Défis et stratégies dans la gestion collaborative

Bien que la collaboration entre obstétriciens et chirurgiens vasculaires améliore les résultats du traitement des thromboses veineuses pendant la grossesse, plusieurs défis se présentent. Les changements physiologiques pendant la grossesse rendent les risques thromboemboliques différents de ceux observés en dehors de la grossesse, et le traitement doit prendre en compte ces risques spécifiques. Les traitements chirurgicaux ou interventionnels en chirurgie vasculaire peuvent aussi affecter le fœtus, ce qui exige une grande prudence lors de la sélection des traitements.

Pour surmonter ces défis, une communication étroite entre les deux spécialités est indispensable, afin d'assurer des décisions transparentes et coordonnées. Les discussions de cas régulières et la formation interdisciplinaire jouent un rôle clé dans l'amélioration de la coopération et de l'efficacité des traitements.

IV. Effets cliniques de la gestion collaborative entre la gynécologie-obstétrique et la chirurgie vasculaire

Grâce à une collaboration étroite entre la gynécologie-obstétrique et la chirurgie vasculaire, de nombreuses patientes atteintes de thrombose veineuse pendant la grossesse bénéficient d'un meilleur traitement. Par exemple, la collaboration permet de fournir des mesures de prévention des thromboses précises aux patientes à haut risque, réduisant ainsi le taux d'incidence des thromboses. Ce modèle collaboratif assure également la sécurité des traitements anticoagulants, réduisant les risques d'effets secondaires liés à une mauvaise utilisation des médicaments.

En somme, la gestion collaborative entre la gynécologie-obstétrique et la chirurgie vasculaire offre un traitement complet et personnalisé des thromboses veineuses pendant la grossesse, améliorant ainsi les résultats thérapeutiques et la sécurité des mères et des enfants. Grâce à cette collaboration interdisciplinaire, la gestion des thromboses veineuses devient plus systématique et scientifique.

Section III : Stratégies clés en anesthésie et gestion périopératoire

I. Défis de la gestion périopératoire des thromboses veineuses en grossesse et rôle de l'anesthésie

Les patientes enceintes présentant des thromboses veineuses font face à des défis uniques pendant la gestion périopératoire, tels que le contrôle du traitement anticoagulant, la prévention du risque de récidive des thromboses et la gestion des saignements. L'anesthésiste joue un rôle clé dans ce processus, étant responsable de l'élaboration du plan anesthésique périopératoire et collaborant étroitement avec les services de gynécologie-obstétrique et de chirurgie vasculaire pour assurer la sécurité de la mère et de l'enfant pendant l'intervention.

Les caractéristiques physiologiques et anatomiques des patientes enceintes, telles que l'augmentation du volume sanguin, du débit cardiaque et les changements de la fonction pulmonaire, rendent la gestion anesthésique encore plus exigeante et rigoureuse. L'anesthésiste doit effectuer une évaluation préopératoire détaillée de l'état thrombotique et de la fonction de coagulation de la patiente, en tenant compte de l'état fœtal et de l'âge gestationnel, afin de définir une stratégie anesthésique et de gestion périopératoire personnalisée.

III. Évaluation préopératoire et stratégies d'ajustement du traitement anticoagulant

1. Points clés de l'évaluation préopératoire

L'évaluation préopératoire des patientes enceintes doit se concentrer sur la localisation des thromboses, leur étendue et la présence de complications associées, telles que l'embolie pulmonaire ou la thrombose veineuse profonde. L'anesthésiste doit travailler en collaboration avec les obstétriciens et les chirurgiens vasculaires pour évaluer les risques et les avantages du traitement anticoagulant afin d'optimiser la gestion périopératoire. Les examens d'imagerie, tels que l'échographie et la tomodensitométrie (CT), jouent un rôle important dans la clarification de la situation, mais il convient de prendre en compte l'impact de ces examens sur le fœtus.

2. Ajustement du traitement anticoagulant

L'utilisation et l'arrêt des anticoagulants avant l'opération doivent être décidés en fonction du type de chirurgie, du risque thrombotique et de l'état de coagulation de la patiente enceinte. L'héparine de bas poids moléculaire est le principal choix pour le traitement anticoagulant pendant la grossesse, et son arrêt doit être ajusté avec précision en fonction de sa demi-vie et de l'horaire de l'intervention chirurgicale. En cas d'urgence chirurgicale, l'utilisation d'un agent de neutralisation de l'héparine peut être envisagée pour inverser rapidement l'effet anticoagulant, mais une surveillance stricte de la fonction de coagulation est nécessaire pour éviter les saignements pendant et après l'opération.

II. Choix de l'anesthésie et points clés de la mise en œuvre

1. Choix de la méthode anesthésique

Le choix de la méthode anesthésique pour la chirurgie en grossesse dépend du type d'intervention et des caractéristiques spécifiques de la patiente. Pour une césarienne ou une intervention vasculaire, l'anesthésie régionale, comme l'anesthésie péridurale ou spinale, est généralement préférée car elle a moins d'impact sur le fœtus et permet de réduire efficacement le risque de délogement de thrombus pendant l'opération. Cependant, pour les patientes présentant une charge thrombotique importante ou nécessitant une anticoagulation systémique, l'anesthésie générale pourrait être plus sûre, mais une gestion rigoureuse en cours d'intervention est nécessaire pour minimiser les risques pour la mère et l'enfant.

2. Surveillance clé pendant l'anesthésie

La surveillance périopératoire doit se concentrer sur la fonction de coagulation, la stabilité hémodynamique et l'état fœtal. Les patientes avec des thromboses peuvent être exposées à des risques de délogement de thrombus ou d'embolie pulmonaire pendant l'intervention, ce qui nécessite une surveillance rapprochée de la saturation en oxygène, de la respiration et de la pression artérielle. En cas de besoin, des mesures d'urgence doivent être prises. De plus, la surveillance du bien-être fœtal pendant l'intervention est essentielle, avec une surveillance continue du rythme cardiaque fœtal pour garantir la sécurité du bébé.

III. Gestion post-opératoire et prévention des complications

1. Récupération du traitement anticoagulant après l'opération

Le moment de la reprise du traitement anticoagulant après la chirurgie est lié au risque de saignement et au risque thrombotique de la patiente. Pour les patientes à faible risque de saignement, l'héparine de bas poids moléculaire peut être reprise entre 6 et 12 heures après l'intervention, tandis que pour les patientes à risque plus élevé de saignement, le début du traitement anticoagulant doit être retardé, avec une surveillance stricte des saignements post-opératoires.

2. Gestion de la douleur et soutien à la rééducation

La gestion de la douleur après l'opération est essentielle pour favoriser la mobilité précoce de la patiente et prévenir la récidive des thromboses. L'anesthésiste peut choisir une approche multimodale pour le soulagement de la douleur, comme une analgésie péridurale combinée à des anti-inflammatoires non stéroïdiens, afin d'assurer un bon contrôle de la douleur tout en minimisant les effets sur le fœtus.

3. Stratégies de prévention des complications

La prévention des complications post-opératoires doit prendre en compte la fonction de coagulation de la patiente, le risque de récidive des thromboses et le risque d'infection. L'anesthésiste doit surveiller de près les signes vitaux et les signes locaux de la patiente pour détecter rapidement toute complication potentielle. De plus, des mesures préventives physiques, comme l'activité précoce et l'utilisation de dispositifs de compression à air intermittent, peuvent réduire efficacement le risque de récidive de la thrombose veineuse post-opératoire.

IV. Valeur de la collaboration interdisciplinaire

Le rôle de l'anesthésie dans la gestion des thromboses veineuses pendant la grossesse ne se limite pas à l'administration de l'anesthésie, mais inclut également une collaboration étroite avec les services de gynécologie-obstétrique, de chirurgie vasculaire et l'équipe de soins infirmiers pour développer une stratégie de traitement cohérente. Par le biais de discussions multidisciplinaires régulières et d'analyses de cas, les anesthésistes peuvent partager les dernières expériences cliniques et recherches avec d'autres professionnels de santé, ce qui permet d'optimiser les processus de gestion périopératoire et d'améliorer la sécurité des mères et des bébés.

En résumé, l'anesthésie joue un rôle essentiel dans la gestion périopératoire des thromboses veineuses en grossesse, en offrant une protection complète grâce à une évaluation préopératoire détaillée, une intervention anesthésique précise et une gestion post-opératoire approfondie.

Section IV : Rôle de soutien des départements auxiliaires dans le diagnostic et le traitement

I. Importance des départements auxiliaires dans la gestion des thromboses veineuses en grossesse

Le diagnostic et le traitement des thromboses veineuses en grossesse représentent un défi médical complexe, nécessitant une collaboration interdisciplinaire. Les départements auxiliaires jouent un rôle de soutien indispensable dans ce processus, en fournissant des services d'imagerie, de tests de laboratoire et de soins infirmiers, contribuant ainsi à éclairer les décisions cliniques. Les technologies spécialisées des départements auxiliaires améliorent non seulement la précision du diagnostic et de la prise en charge, mais jouent également un rôle clé dans la gestion globale des patientes.

II. Rôle central du département d'imagerie

1. Soutien diagnostique

Le département d'imagerie est un pilier essentiel du diagnostic des thromboses veineuses en grossesse. L'échographie est une méthode d'imagerie relativement sûre durant la grossesse, particulièrement adaptée pour le dépistage et le diagnostic des thromboses veineuses profondes des membres inférieurs. L'échographie Doppler couleur permet une observation en temps réel du flux sanguin et fournit des informations cruciales pour évaluer la localisation, la taille et l'activité du thrombus. Pour les patientes suspectées d'embolie pulmonaire, le département d'imagerie peut également proposer une angiographie pulmonaire par tomodensitométrie à faible dose, bien qu'il existe un risque de radiation, cette méthode ayant une grande importance en cas de menace vitale.

2. Surveillance peropératoire et postopératoire

Lors des interventions chirurgicales ou de l'accouchement, les médecins du département d'imagerie peuvent évaluer en temps réel les changements de flux sanguin et la localisation des thrombus grâce à une échographie dynamique, fournissant des données essentielles au personnel chirurgical. De plus, le suivi postopératoire par imagerie est crucial pour évaluer l'efficacité du traitement des thromboses et détecter les risques de récidive.

III. Rôle du laboratoire dans la surveillance de la fonction de coagulation

1. Évaluation de la coagulation préopératoire

La fonction de coagulation des femmes enceintes subit des variations importantes en raison des changements physiologiques liés à la grossesse. Le laboratoire fournit un suivi dynamique des paramètres de coagulation, tels que le temps de prothrombine (PT), le temps de céphaline activée (APTT) et les D-dimères, afin d'étayer la prise de décision clinique pour le traitement anticoagulant. Par exemple, les variations des niveaux de D-dimères peuvent aider à évaluer le risque de formation de thrombose et l'efficacité du traitement anticoagulant.

2. Surveillance postopératoire du saignement et de l'anticoagulation

Les patientes en postopératoire doivent équilibrer les risques de saignement et les risques thromboemboliques. Le laboratoire, grâce à un suivi précis des paramètres, aide les cliniciens à ajuster la posologie et le timing des anticoagulants, réduisant ainsi les risques de complications hémorragiques tout en maintenant un contrôle sur le risque de récidive thrombotique.

IV. Contribution du département de pharmacie dans l'élaboration du plan de traitement

1. Conseils personnalisés sur les médicaments

Le département de pharmacie joue un rôle clé dans le traitement des thromboses veineuses en grossesse, en analysant les caractéristiques métaboliques des patientes et les modifications pharmacocinétiques propres à la grossesse. Cela permet de fournir des conseils personnalisés et sûrs pour le traitement médicamenteux, notamment pour l'utilisation de l'héparine de bas poids moléculaire ou des anticoagulants oraux, en garantissant la sécurité de la mère et de l'enfant.

2. Évaluation des interactions médicamenteuses

Les patientes enceintes présentent souvent d'autres comorbidités, telles que l'hypertension gravidique ou le diabète, nécessitant l'administration simultanée de plusieurs médicaments. Le département de pharmacie évalue les interactions entre les médicaments, afin de prévenir toute interférence avec l'effet des anticoagulants et d'optimiser l'efficacité et la sécurité du traitement.

V. Soutien du personnel infirmier

1. Soins préopératoires et postopératoires

Le personnel infirmier joue un rôle essentiel dans la gestion périopératoire des patientes. Avant l'intervention, il assiste dans la réalisation des examens d'imagerie et des tests de coagulation, tout en éduquant les patientes sur les risques de thrombose, réduisant ainsi leur anxiété. Après l'intervention, l'infirmière surveille de près les signes vitaux et l'état des plaies, détectant tout signe de saignement ou de récidive thrombotique.

2. Éducation à la santé et conseils pour l'activité précoce

L'éducation à la santé est un aspect crucial dans la prévention des thromboses. Le personnel infirmier guide les patientes dans la reprise précoce de l'activité physique, le port de bas de compression et l'utilisation appropriée des dispositifs de compression intermittente, ce qui réduit le risque de formation de thrombus. De plus, en formant les patientes et leurs proches à reconnaître les symptômes de récidive des thromboses, ils aident les patientes à surveiller leur état au plus près.

VI. Rôle du département des technologies de l'information dans la collaboration interdisciplinaire

1. Partage et analyse des données

Le département des technologies de l'information facilite la collaboration interdisciplinaire en mettant en place une plateforme de partage d'informations. Le partage en temps réel des données d'imagerie, de laboratoire et de pharmacologie améliore considérablement l'efficacité du diagnostic et la prise de décision thérapeutique.

2. Application des systèmes d’aide à la décision clinique

Grâce à l'intelligence artificielle et à l'analyse de grandes données, le département des technologies de l'information peut développer des systèmes d’aide à la décision clinique pour aider les médecins à évaluer les risques thromboemboliques des patientes et à choisir les meilleurs traitements anticoagulants, optimisant ainsi les soins individualisés.

VII. Conclusion

Les départements auxiliaires jouent un rôle essentiel dans le diagnostic et le traitement des thromboses veineuses en grossesse, non seulement en fournissant un soutien technique, mais aussi en favorisant la collaboration interdisciplinaire. Grâce à la coopération étroite entre les départements d’imagerie, de laboratoire, de pharmacie et de soins infirmiers, il est possible d'optimiser le parcours de soins des patientes souffrant de thrombose, d'améliorer la sécurité des mères et des bébés et de faire avancer la médecine périnatale.

Section V : Analyse de cas et expérience pratique de la collaboration interdisciplinaire

I. Analyse d'un cas typique

1. Contexte du cas

Une femme enceinte de 35 ans, enceinte de 30 semaines, est hospitalisée en raison d'un gonflement des jambes accompagné d'une douleur thoracique aiguë. Après un examen par échographie Doppler couleur, elle est diagnostiquée avec une thrombose veineuse profonde de la jambe gauche, et une angiographie pulmonaire par tomodensitométrie à faible dose confirme l'embolie pulmonaire. La patiente n’a pas d’antécédents de thrombose veineuse, mais présente des facteurs de risque tels que l’obésité, l'âge avancé et un long alitement.

2. Mise en place de la collaboration interdisciplinaire

Dès l’admission de la patiente, une équipe de collaboration est immédiatement constituée, comprenant des spécialistes en obstétrique, chirurgie vasculaire, pneumologie, médecine intensive, anesthésie, imagerie médicale, laboratoire, néonatalogie et cardiologie. Le département d'imagerie termine rapidement le diagnostic d'imagerie, tandis que le laboratoire fournit une évaluation dynamique de la fonction de coagulation. La chirurgie vasculaire et l'obstétrique collaborent pour définir le traitement. L'équipe décide de commencer un traitement anticoagulant à l'héparine de bas poids moléculaire tout en surveillant étroitement l'état du fœtus. Pendant le traitement, l'équipe infirmière assure un soutien psychologique, l'éducation à la santé et la gestion de la rééducation postopératoire.

3. Résultat et réflexion

Grâce à une collaboration rapide et efficace, la patiente a évité l'extension de la thrombose, a réussi son accouchement par césarienne à terme et la mère et l'enfant sont en bonne santé. Ce cas met en évidence la valeur de la collaboration interdisciplinaire pour améliorer l'efficacité diagnostique et réduire les complications, tout en soulignant l'importance de l'identification précoce et de l'intervention rapide.

II. Expérience pratique de la gestion des thromboses en grossesse

1. Établir des processus de collaboration clairs

Dans la pratique, l'efficacité de la collaboration interdisciplinaire repose sur des processus bien définis. Par exemple, lorsqu'une patiente en période périnatale présente des signes de risque élevé de thrombose veineuse, un mécanisme de réponse rapide doit être activé, impliquant des équipes d'imagerie, de laboratoire et cliniques pour une coordination rapide. Un tel processus permet de réduire considérablement les délais de diagnostic et de traitement, améliorant ainsi la sécurité des mères et des bébés.

2. Surveillance dynamique et gestion individualisée

La gestion des thromboses en grossesse doit être centrée sur le principe d'individualisation. Sur la base d'une surveillance dynamique de la fonction de coagulation, du flux sanguin et de la santé fœtale, l'équipe interdisciplinaire peut ajuster en temps réel le traitement anticoagulant et les autres interventions pour assurer la sécurité et l'efficacité des soins. Par exemple, pour les patientes dont la fonction de coagulation fluctue considérablement, la posologie ou la durée du traitement anticoagulant peut être ajustée en conséquence.

III. Répartition des rôles et points clés de la collaboration

1. Rôle central du département d'obstétrique

L'équipe d'obstétrique joue un rôle central de coordination dans la gestion des thromboses en grossesse. En tant que principal gestionnaire de la patiente et du fœtus, le médecin obstétricien doit prendre en compte les avis des autres départements pour élaborer une stratégie de traitement globale et surveiller en continu l'état de la patiente et du fœtus tout au long du processus thérapeutique.

2. Soutien technique des départements auxiliaires

Les départements d'imagerie et de laboratoire, en fournissant des données précises et en temps réel, assistent l'équipe clinique dans la prise de décision. Le département de pharmacie offre une expertise dans le choix des médicaments, l'ajustement des doses et la surveillance des effets secondaires. Ce modèle de collaboration, avec des rôles clairement définis et des responsabilités bien réparties, améliore considérablement la qualité de la gestion des patientes.

IV. Défis rencontrés en pratique et solutions

1. Défis

La mise en œuvre de la collaboration interdisciplinaire rencontre souvent des obstacles tels que des difficultés de coordination du personnel, des retards dans la transmission des informations et des divergences dans les orientations thérapeutiques à suivre. Ces problèmes peuvent entraîner des retards dans le traitement ou des lacunes dans la gestion des soins de la patiente.

2. Solutions

La mise en place d'une plateforme de partage d'informations unifiée et l'organisation régulière de formations et de simulations interdisciplinaires sont des stratégies efficaces pour surmonter ces défis. De plus, en clarifiant les rôles et les responsabilités, et en établissant un mécanisme de communication fluide au sein de l'équipe, l'efficacité de la collaboration peut être considérablement améliorée.

V. Conclusion

La gestion des thromboses veineuses en grossesse nécessite une coopération étroite entre plusieurs disciplines. L'expérience pratique des équipes interdisciplinaires montre que la collaboration efficace est cruciale dans les cas complexes, non seulement pour améliorer la qualité des soins, mais aussi pour poser des bases solides en faveur de la santé à long terme des patientes. À l'avenir, il convient de promouvoir et d'optimiser davantage le modèle de collaboration interdisciplinaire pour offrir des soins de haute qualité à un plus grand nombre de patientes en grossesse.

Chapitre 13
Suivi et gestion à long terme du traitement de la thrombose veineuse pendant la grossesse

La thrombose veineuse (thromboembolie veineuse, VTE) pendant la grossesse est l'une des complications graves les plus fréquentes au cours de la période périnatale, caractérisée par un taux élevé de morbidité et un risque potentiel de décès. Bien que les progrès médicaux actuels permettent un diagnostic précoce et un traitement standardisé, le suivi post-traitement et la gestion à long terme demeurent essentiels pour assurer la sécurité maternelle et fœtale et réduire les complications. Les particularités physiologiques et les processus pathologiques variables de la période périnatale confèrent une grande complexité et des défis à la gestion des thromboses veineuses.

Ces dernières années, les directives internationales et les études connexes ont souligné l'importance d'un suivi à long terme pour les patientes atteintes de thrombose veineuse pendant la grossesse. Cette approche de gestion contribue non seulement à prévenir les récidives thromboemboliques, mais aussi à réduire le risque de complications à long terme, notamment le syndrome post-thrombotique (PTS), l'hypertension artérielle pulmonaire et les problèmes hémorragiques liés à un traitement anticoagulant prolongé. De plus, la surveillance dynamique des modifications hémodynamiques, de la fonction de coagulation et de la qualité de vie des patientes, ainsi que l'ajustement des stratégies de gestion en fonction des étapes de la maladie, sont cruciaux pour améliorer le pronostic.

Ce chapitre explore le suivi et la gestion à long terme des thromboses veineuses pendant la grossesse. Il met en lumière les points clés et les moments du suivi, tels que l'évaluation de l'efficacité du traitement anticoagulant, de l'état hémodynamique et de la santé globale des patientes ; les modalités de mise en œuvre d'une collaboration multidisciplinaire dans le suivi ; l'influence des particularités physiologiques périnatales sur les stratégies de gestion à long terme ; l'importance de l'éducation des patientes et de la gestion de la santé ; et l'optimisation des résultats par des interventions sur le mode de vie. Ce chapitre vise à fournir des conseils pratiques aux cliniciens et à aider les patientes à obtenir les meilleurs résultats cliniques possibles. Dans le contexte où la gestion des thromboses entre dans une ère de "gestion sur l'ensemble du cycle de vie", un suivi et une gestion scientifiques à long terme assurent non seulement la sécurité des patientes, mais favorisent également l'innovation et le développement de la médecine périnatale.

SECTION I : IMPORTANCE DU SUIVI ET PLAN INITIAL

I. IMPORTANCE DU SUIVI

La gestion par suivi des thromboses veineuses pendant la grossesse (VTE) est une étape indispensable du processus thérapeutique, visant à garantir la sécurité maternelle et fœtale et à optimiser le pronostic à long terme. L'importance du suivi se reflète dans les aspects suivants :

1. Surveillance de l'efficacité du traitement et ajustement du protocole

En raison des changements physiologiques de la coagulation pendant la grossesse, les besoins en traitement anticoagulant diffèrent de ceux des autres populations. Le suivi régulier permet de surveiller l'efficacité du traitement anticoagulant, d'évaluer si les marqueurs de coagulation et l'état hémodynamique atteignent les objectifs thérapeutiques, et d'ajuster les doses ou les protocoles en fonction des étapes de la grossesse.

2. Détection précoce des récidives ou complications

La période de grossesse et du post-partum présente un risque élevé de récidive thrombotique. Le suivi aide à détecter tôt les signes cliniques ou subcliniques de récidive et à surveiller les premiers symptômes de complications à long terme telles que le syndrome post-thrombotique (PTS), garantissant ainsi des interventions rapides pour prévenir l'aggravation de la maladie.

3. Réduction de la charge psychologique et renforcement de l'observance des patientes

Les thromboses veineuses peuvent avoir un impact psychologique négatif, particulièrement dans le contexte particulier de la grossesse. Un suivi régulier favorise la communication entre les patientes et l'équipe médicale, dissipe les inquiétudes des patientes et améliore leur adhésion au traitement et leur sécurité.

II. Plan initial de suivi

L'élaboration d'un plan de suivi doit tenir compte de l'état clinique de la patiente, du déroulement de la grossesse et de ses besoins individuels. La phase initiale doit se concentrer sur l'établissement de parcours de suivi adaptés et scientifiquement fondés.

1. Définir les moments clés du suivi

La fréquence et les moments des consultations de suivi doivent être déterminés en fonction de la gravité de la pathologie. Pour les patientes en phase aiguë de thrombose, un suivi toutes les 1 à 2 semaines est recommandé. Une fois la situation stabilisée, ce suivi peut être espacé à une consultation mensuelle. En post-partum, étant donné le risque persistant de récidive, le suivi doit être maintenu pendant au moins 6 semaines.

2. Définir les priorités du suivi

Le suivi initial doit se concentrer sur l'évaluation de l'efficacité du traitement et la détection des complications potentielles. Les priorités incluent la surveillance des fonctions de coagulation (telles que le niveau de D-dimères et l'activité des facteurs de coagulation), les changements hémodynamiques et l'apparition de nouveaux symptômes. Il convient également d'évaluer la fonction hépatique et rénale ainsi que la tolérance aux anticoagulants pour garantir la sécurité du traitement.

3. Renforcer la collaboration multidisciplinaire

Le plan initial doit intégrer une collaboration interdisciplinaire incluant les équipes d'obstétrique, de chirurgie vasculaire et d'anesthésie. Une communication en temps réel et des évaluations conjointes permettent une compréhension plus globale de l'état de la patiente et l'optimisation des stratégies de suivi.

III. Éducation personnalisée et conseils de vie

Pendant le suivi, il est crucial de renforcer l'éducation des patientes et de leurs familles. Il faut les informer sur le risque de récidive thrombotique pendant la grossesse et les mesures de prévention. Les patientes doivent être accompagnées pour adopter un mode de vie sain, comprenant une activité physique adaptée et une alimentation équilibrée. Les patientes à haut risque doivent bénéficier d'un soutien psychologique ciblé pour les aider à mieux gérer les pressions et les inconforts liés au traitement. Un plan initial de suivi bien conçu constitue une base solide pour la gestion continue des thromboses veineuses pendant la grossesse, minimisant les risques pour la mère et l'enfant et améliorant les résultats cliniques à long terme.

Section II : Suivi par imagerie et évaluation du risque de récidive thrombotique

I. Importance du suivi par imagerie

L'imagerie joue un rôle irremplaçable dans le diagnostic et le suivi des thromboses veineuses (VTE) pendant la grossesse. Les examens d'imagerie permettent de surveiller dynamiquement l'évolution des thromboses, d'évaluer l'efficacité du traitement et de fournir une base scientifique pour ajuster les stratégies thérapeutiques.

1. Évaluation de la résorption et des résidus thrombotiques

Les examens d'imagerie permettent de déterminer si une thrombose est complètement résorbée ou si des résidus persistent, ce qui est crucial pour prévenir le syndrome post-thrombotique (PTS) et orienter la stratégie anticoagulante durant la phase post-partum.

2. Surveillance de la perméabilité vasculaire

L'imagerie permet d'évaluer la recanalisation des vaisseaux et les modifications hémodynamiques, offrant ainsi des indications précieuses pour prédire le pronostic à long terme des patientes.

3. Détection précoce des récidives thrombotiques

La grossesse et le post-partum sont des périodes à haut risque de récidive thrombotique. Le suivi par imagerie peut détecter des récidives asymptomatiques, permettant une intervention précoce et évitant les complications graves.

4. Choix et moments des examens d'imagerie

Les particularités physiologiques de la grossesse imposent que les examens d'imagerie soient à la fois précis et sûrs pour la mère et l'enfant, nécessitant une évaluation rigoureuse du rapport bénéfice-risque.

5. Méthodes d'examen recommandées

- **Échographie veineuse** : Méthode sûre et non invasive, c'est l'outil de choix pour le suivi des thromboses veineuses profondes des membres inférieurs, permettant une observation dynamique de la morphologie des thromboses et des flux sanguins.
- **Angiographie par résonance magnétique (MRA)** : Particulièrement utile pour l'évaluation des thromboses veineuses profondes du pelvis, sans risque de radiation pour le fœtus.
- **Angiographie par tomodensitométrie (CTA)** : Méthode efficace pour évaluer les récidives d'embolie pulmonaire, mais à utiliser uniquement en cas de nécessité absolue en raison des risques liés aux radiations.

6. Fréquence des examens d'imagerie

La fréquence des examens doit être adaptée à l'état clinique des patientes :

- **Phase aiguë** : Un premier examen de suivi doit être réalisé dans les 1 à 2 semaines suivant le traitement initial pour évaluer l'évolution des thromboses.
- **Phase de stabilisation** : Un suivi tous les 1 à 3 mois permet de vérifier l'efficacité du traitement.
- **Post-partum** : En raison du risque élevé de récidive, il est recommandé de réaliser au moins un examen de suivi dans les 6 semaines après l'accouchement, tout en évaluant la récupération des fonctions veineuses.

III. Principaux points de l'évaluation du risque de récidive thrombotique

Le suivi par imagerie vise à combiner les données obtenues avec d'autres outils d'évaluation pour prédire de manière scientifique le risque de récidive thrombotique et orienter les mesures préventives.

1. Intégration des facteurs de risque cliniques

Les résultats des examens d'imagerie doivent être analysés en tenant compte de l'historique médical de la patiente, de la localisation de la thrombose et des complications de la grossesse. Par exemple, les patientes ayant une thrombose initiale dans les veines profondes proximales présentent un risque accru de récidive, nécessitant une surveillance renforcée.

2. Surveillance dynamique du niveau de D-dimères

Bien que l'imagerie soit l'outil principal au service de l'évaluation du risque de récidive, elle doit être accompagnée également par un suivi des marqueurs de coagulation, notamment les variations dynamiques du niveau de D-dimères, en particulier en fin de grossesse et durant le post-partum.

IV. Enregistrement et analyse des données de suivi

La tenue de registres complets des données de suivi est essentielle pour la gestion à long terme et la recherche scientifique. L'analyse comparative des résultats des examens d'imagerie avec le pronostic des patientes permet d'optimiser les modèles de prédiction des risques de récidive thrombotique, améliorant ainsi les niveaux de diagnostic et de traitement.

Le suivi par imagerie constitue une composante essentielle de la gestion à long terme des thromboses veineuses pendant la grossesse. Son utilisation judicieuse permet non seulement de réduire les taux de récidive thrombotique, mais aussi d'améliorer les pronostics maternels et fœtaux à long terme, contribuant à préserver et à améliorer la qualité de vie des patientes.

SECTION III : SURVEILLANCE ET AJUSTEMENT DES DOSES DANS LE TRAITEMENT ANTICOAGULANT À LONG TERME

I. SPÉCIFICITÉS DU TRAITEMENT ANTICOAGULANT À LONG TERME PENDANT LA GROSSESSE

Le traitement anticoagulant à long terme des thromboses veineuses (VTE) durant la grossesse diffère de celui des patientes non enceintes. Il doit prendre en compte les modifications physiologiques de la grossesse qui influencent la pharmacocinétique des médicaments ainsi que la sécurité maternelle et fœtale. Les changements tels que l'augmentation du volume sanguin, l'élévation des facteurs de coagulation et l'accroissement du taux de filtration glomérulaire peuvent modifier l'efficacité et le métabolisme des anticoagulants, rendant la surveillance et l'ajustement des doses cruciaux.

1. Choix des anticoagulants

L'héparine de bas poids moléculaire (HBPM) est le traitement de premier choix pendant la grossesse, grâce à sa sécurité élevée, son absence de passage transplacentaire et son faible impact sur le fœtus. La warfarine, en raison de son potentiel tératogène, est contre-indiquée pendant la grossesse mais peut être réintroduite au besoin en post-partum.

2. Objectifs du traitement

Le traitement anticoagulant doit trouver un équilibre entre efficacité et sécurité. L'objectif est de prévenir la progression ou la récidive des thromboses tout en évitant les complications hémorragiques. Pour les patientes enceintes ayant des antécédents de VTE, l'intensité et la durée du traitement doivent être définies en fonction du niveau de risque.

II. INDICATEURS DE SURVEILLANCE DU TRAITEMENT ANTICOAGULANT

Une surveillance efficace est essentielle pour garantir la sécurité et l'efficacité du traitement anticoagulant pendant la grossesse. Elle repose principalement sur l'évaluation des effets des doses administrées et le dépistage des complications potentielles.

1. Surveillance de l'activité anti-Xa

Chez les patientes sous traitement par HBPM, l'activité anti-Xa doit être mesurée pour évaluer l'efficacité du traitement. Il est recommandé d'effectuer des contrôles toutes les 4 à 6 semaines, en augmentant la fréquence en fin de grossesse ou en cas de variation significative du poids. Les niveaux optimaux d'activité anti-Xa sont de 0,5-1,0 UI/mL (dose prophylactique) et de 1,0-2,0 UI/mL (dose thérapeutique).

2. Surveillance des paramètres de coagulation

En raison des fluctuations des fonctions de coagulation durant la grossesse, des contrôles réguliers du temps de prothrombine (TP) et du temps de céphaline activée (TCA) sont nécessaires pour évaluer la sécurité du traitement.

3. Évaluation du risque hémorragique

Le risque de complications hémorragiques liées au traitement anticoagulant, telles que des saignements gingivaux, des ecchymoses sous-cutanées ou des hémorragies génitales, doit être surveillé. Des analyses régulières de la numération formule sanguine permettent de suivre l'évolution des taux d'hémoglobine et de plaquettes.

III. Principes d'ajustement des doses

L'ajustement des doses d'anticoagulants pendant la grossesse doit être individualisé, garantissant à la fois l'efficacité du traitement et la minimisation des effets indésirables.

1. Ajustement basé sur le poids corporel

Étant donné l'augmentation significative du poids pendant la grossesse, les doses d'HBPM doivent être ajustées dynamiquement. Par exemple, une dose prophylactique standard de 40 mg d'énoxaparine une fois par jour peut être augmentée à 40 mg deux fois par jour en fin de grossesse ou ajustée en fonction de l'activité anti-Xa.

2. Ajustement pour des groupes spécifiques

Chez les patientes présentant une insuffisance rénale, les doses doivent être adaptées en fonction du taux de filtration glomérulaire pour éviter les risques d'accumulation et d'hémorragie. De même, les patientes obèses peuvent nécessiter des doses plus élevées d'HBPM.

3. Gestion des doses en période périnatale

À l'approche de l'accouchement, il est courant d'arrêter l'HBPM 24 heures avant pour réduire le risque hémorragique lié à l'accouchement. Si nécessaire, des anticoagulants à courte durée d'action peuvent être utilisés. En post-partum, la poursuite du traitement anticoagulant est généralement recommandée pendant 6 semaines en fonction de l'évaluation des risques.

IV. Importance de la collaboration multidisciplinaire

Le traitement anticoagulant pendant la grossesse nécessite la collaboration de plusieurs spécialités, notamment l'obstétrique, la chirurgie vasculaire, la pneumologie, les soins intensifs et l'anesthésie.

1. Élaboration de plans de traitement individualisés

Les équipes multidisciplinaires doivent concevoir des plans de traitement adaptés aux antécédents médicaux de la patiente, au déroulement de la grossesse et à la localisation des thromboses. Les stratégies de surveillance et les ajustements des doses doivent être régulièrement réévalués.

2. Renforcement de l'éducation et du suivi des patientes

L'éducation des patientes est essentielle dans le traitement anticoagulant à long terme. Elles doivent être informées de l'importance de l'observance thérapeutique, des signes des effets indésirables et de l'importance du suivi médical.

V. Gestion à long terme du traitement anticoagulant

Le traitement anticoagulant des VTE pendant la grossesse doit se poursuivre tout au long de la gestation et jusqu'en post-partum. Une gestion à long terme est essentielle pour réduire le risque de récidive thrombotique et améliorer le pronostic. Une surveillance rigoureuse et des ajustements précis des doses permettent une prise en charge personnalisée et efficace, garantissant la sécurité de la mère et de l'enfant.

SECTION IV : INTERVENTION SUR LE MODE DE VIE ET ÉDUCATION À LA SANTÉ

I. L'IMPORTANCE D'UN MODE DE VIE SAIN DANS LA PRÉVENTION DE LA THROMBOSE VEINEUSE PENDANT LA GROSSESSE

En raison des modifications physiologiques et hématologiques, les femmes enceintes courent un risque accru de thrombose veineuse (TVE). Les interventions sur le mode de vie, en tant que mesures non pharmacologiques, jouent un rôle essentiel dans la réduction du risque de thrombose et l'amélioration de la santé globale. Un mode de vie sain favorise la circulation sanguine, améliore le métabolisme et, en régulant le poids et en diminuant l'état inflammatoire, réduit les risques de formation de caillots sanguins.

II. LES STRATÉGIES CLÉS POUR UNE ALIMENTATION ÉQUILIBRÉE

La structure alimentaire pendant la grossesse influence directement l'hémodynamique maternelle et le développement sain du fœtus.

Tout d'abord, il est recommandé d'augmenter la consommation d'aliments riches en fibres alimentaires, tels que les céréales complètes, les légumes et les fruits. Ces aliments favorisent le péristaltisme intestinal, préviennent la constipation pendant la grossesse, réduisent la viscosité du sang et améliorent la circulation sanguine. Ensuite, il est essentiel d'assurer un apport adéquat en protéines de qualité, en consommant modérément du poisson, de la viande maigre et des produits à base de soja, ce qui contribue à maintenir l'élasticité et la fonction réparatrice des parois vasculaires. Enfin, il convient de réduire la consommation d'aliments riches en graisses et en sucres, en évitant particulièrement une ingestion excessive d'acides gras trans, afin de diminuer les risques d'inflammation et de dommages à l'endothélium vasculaire.

III. Activité physique modérée et amélioration de la circulation sanguine

L'exercice, en tant qu'élément clé de l'intervention sur le mode de vie, peut améliorer la circulation sanguine et réduire la stase veineuse. Il est conseillé aux femmes enceintes de pratiquer une activité physique modérée adaptée à leur condition, comme la marche, le yoga prénatal et la natation. Ces exercices de faible intensité sont non seulement sûrs, mais aussi efficaces pour favoriser le retour veineux des membres inférieurs et réduire le risque de formation de caillots sanguins. Pour les femmes enceintes à haut risque nécessitant un alitement prolongé, il est recommandé d'effectuer des mouvements passifs simples des membres inférieurs sous la supervision du personnel médical, afin de prévenir la thrombose veineuse profonde. En outre, il convient d'éviter de rester assise ou debout pendant de longues périodes. Une activité physique légère toutes les 30 minutes est recommandée, notamment pour les femmes en fin de grossesse, qui peuvent également soulager la pression veineuse en surélevant régulièrement leurs jambes.

IV. Gestion du poids et contrôle des risques

Une prise de poids excessive est l'un des principaux facteurs de risque de la TEV (thromboembolie veineuse) pendant la grossesse. Un contrôle adéquat du poids est essentiel pour prévenir les caillots sanguins.

La prise de poids durant la grossesse doit respecter un principe d'individualisation, en évitant les excès alimentaires et une augmentation trop rapide du poids. Sous la supervision d'un obstétricien ou d'un nutritionniste, il convient d'élaborer un plan de gestion du poids scientifique qui garantit le développement sain du fœtus tout en réduisant les risques liés à l'obésité, tels que l'augmentation de la pression veineuse et de la viscosité sanguine.

V. Mise en œuvre de l'éducation à la santé et des changements de comportement

L'éducation à la santé permet aux femmes enceintes de reconnaître les effets néfastes des mauvaises habitudes et de s'impliquer activement dans leur propre gestion de la santé.

Les priorités de l'éducation pour la santé comprennent :

1. Sensibiliser les femmes enceintes aux connaissances de base sur la thrombose veineuse, telles que l'identification des symptômes et les facteurs de risque, afin de les aider à détecter précocement les anomalies ;

2. Fournir des conseils de santé personnalisés, y compris des ajustements alimentaires, des plans d'exercice et une gestion du poids ;

3. Souligner l'importance des examens prénatals réguliers pour garantir un accès rapide à des conseils de santé professionnels.

En établissant des cours d'éducation à la santé pour les femmes enceintes ou des groupes de soutien communautaires, on peut fournir des informations scientifiques et pratiques qui encouragent les femmes enceintes à adopter une démarche durable de mode de vie sain. Par ailleurs, le soutien et la coopération des membres de la famille sont également essentiels. En éduquant les conjoints et les proches, il est possible de créer ensemble un environnement favorable à un mode de vie sain.

SECTION V : APPROCHES PERSONNALISÉES POUR LES GROUPES SPÉCIFIQUES

I. PRÉVENTION ET GESTION DE LA THROMBOSE CHEZ LES FEMMES ENCEINTES ÂGÉES

Les femmes enceintes âgées présentent un risque accru de thrombose veineuse (VTE) en raison d'une diminution de l'élasticité vasculaire, de troubles métaboliques et de comorbidités fréquentes. La gestion de ces patientes nécessite un suivi prénatal renforcé, incluant des examens réguliers de la rhéologie sanguine et des évaluations de la coagulation, afin de détecter précocement les facteurs de risque.

En termes d'interventions, ces femmes devraient accorder une attention particulière à la gestion du poids pour éviter une prise rapide qui pourrait augmenter la pression veineuse. Elles peuvent également pratiquer des exercices légers, comme le yoga prénatal ou la marche, afin de favoriser le retour veineux dans les membres inférieurs. En présence de maladies sous-jacentes (hypertension, diabète), une prise en charge multidisciplinaire et un plan de traitement personnalisé sont essentiels pour réduire les risques de thrombose.

II. Points clés pour la gestion des grossesses multiples

Chez les femmes enceintes de multiples, l'augmentation du volume sanguin et de la pression abdominale entraîne des troubles plus prononcés du retour veineux, augmentant ainsi le risque de thrombose. Une planification anticipée du suivi et des interventions est cruciale. Cela inclut une observation attentive des anomalies circulatoires, comme les œdèmes des membres inférieurs ou les varices, ainsi que des contrôles réguliers des paramètres de coagulation et de la croissance fœtale.

Les stratégies de traitement doivent être individualisées, notamment pendant les périodes critiques autour de l'accouchement, afin de trouver un équilibre entre la prévention des thromboses et le risque d'hémorragie postpartum. Des ajustements comme l'élévation des jambes, le port de bas de contention médicaux et des postures de repos adaptées peuvent également améliorer le retour veineux et réduire la probabilité de thrombose veineuse profonde.

III. Mesures d'intervention pour les femmes enceintes obèses

L'obésité est un facteur de risque majeur pour la VTE pendant la grossesse, principalement en raison de l'augmentation de la pression veineuse, de l'état d'hypercoagulation et des dysfonctionnements de l'endothélium vasculaire. La gestion du poids avant la grossesse est essentielle, et il est conseillé aux femmes en âge de procréer d'adopter une alimentation équilibrée et de faire de l'exercice.

Pendant la grossesse, une prise de poids contrôlée et une optimisation des habitudes alimentaires (réduction des aliments riches en graisses et en sucres) sont nécessaires. Les femmes enceintes obèses doivent faire l'objet d'une surveillance étroite pendant l'accouchement et la période de récupération postpartum, où le risque de thrombose est accru. En cas de nécessité d'un alitement prolongé ou d'un accouchement chirurgical, des mesures mécaniques comme l'utilisation de pompes à pression intermittente peuvent être envisagées pour prévenir la stase veineuse.

IV. Gestion des femmes enceintes avec comorbidités

Les femmes atteintes de maladies chroniques (cardiopathies, néphropathies, troubles hématologiques) présentent un risque accru de thrombose en raison des anomalies hémodynamiques et de la coagulation causées par leur pathologie sous-jacente. Une gestion coordonnée entre obstétriciens et spécialistes est essentielle pour élaborer des plans dynamiques adaptés à chaque cas. Par exemple, les femmes ayant des antécédents de thrombose doivent bénéficier d'un traitement prophylactique dès le début de la grossesse et être surveillées de près pour les paramètres de coagulation. Lors du choix de la méthode d'accouchement, il est préférable d'éviter les césariennes à haut risque ou les interventions complexes pour réduire le risque de thrombose secondaire.

V. Gestion ciblée pendant la période de récupération postpartum

La période de récupération postpartum est une phase à haut risque de formation de thromboses. Les groupes spécifiques, tels que les femmes ayant subi une césarienne, celles alitées sur de longues périodes ou présentant des antécédents familiaux de thrombose, doivent accorder une attention particulière à la mise en œuvre de mesures de prévention. Pour ces patientes, il est recommandé de commencer tôt des exercices de rééducation postnatale afin de favoriser la circulation sanguine. Par ailleurs, l'éducation à la santé joue un rôle clé en aidant les patientes à reconnaître les symptômes précoces de thrombose, tels que des douleurs ou un gonflement des membres inférieurs, garantissant ainsi une intervention rapide. Grâce à une gestion personnalisée des groupes à risque, il est possible de réduire considérablement l'incidence des thromboses veineuses pendant la période périnatale, d'améliorer la santé maternelle et infantile, et d'assurer une transition en douceur au cours de la grossesse et après l'accouchement.

VI. Santé mentale et mode de vie

Les femmes enceintes sont souvent sujettes à des troubles émotionnels tels que l'anxiété et la dépression, qui peuvent affecter leur santé et celle du fœtus, et potentiellement augmenter le risque de thrombose. Des interventions psychologiques, comme des consultations ou des thérapies de relaxation, peuvent améliorer l'état émotionnel et renforcer l'efficacité des changements de mode de vie.

VII. Importance à long terme des interventions sur le mode de vie

Les modifications du mode de vie pendant la grossesse ne se limitent pas à la prévention de la thrombose, elles posent également les bases de la santé future de la mère. La mise en œuvre d'une éducation à la santé et d'interventions appropriées peut améliorer la sensibilisation des femmes à leur propre bien-être, réduire les risques de récidive de VTE à long terme et favoriser la santé et le bonheur de toute la famille.

Conclusion

La thrombose veineuse pendant la grossesse est une maladie grave qui menace la vie et la santé des femmes enceintes. Ses mécanismes physiopathologiques complexes, ses manifestations cliniques subtiles et ses complications graves potentielles en font un sujet de préoccupation majeur pour les professionnels de santé dans le domaine obstétrical et au-delà. La prise en charge scientifique de la thrombose veineuse gestationnelle est non seulement une nécessité urgente dans la pratique clinique, mais aussi une garantie importante pour améliorer la sécurité des mères et des bébés.

Cet ouvrage, qui traite de la prévention, du diagnostic, du traitement et du suivi de la thrombose veineuse pendant la grossesse, expose de manière systématique les mécanismes étiopathogénétiques de la maladie, ses manifestations cliniques, l'évaluation par imagerie, les examens de laboratoire, le traitement personnalisé et la gestion collaborative multidisciplinaire. À travers une analyse détaillée du parcours complet de la prise en charge, il vise à aider les professionnels de santé à comprendre pleinement les caractéristiques de la maladie et à maîtriser les modes de traitement normalisés. Dans le processus de diagnostic et de traitement, une évaluation globale des risques pour la patiente, le choix de la stratégie d'intervention optimale et la surveillance étroite des changements cliniques sont essentiels pour garantir l'efficacité du traitement. À l'avenir, avec le développement continu des technologies médicales, le diagnostic et le traitement de la thrombose veineuse pendant la grossesse pourraient connaître des avancées majeures. Les progrès des techniques d'imagerie amélioreront la sensibilité et la spécificité du diagnostic précoce ; les traitements anticoagulants personnalisés offriront davantage d'options pour équilibrer efficacité thérapeutique et sécurité ; et l'optimisation du modèle de collaboration multidisciplinaire améliorera l'efficacité clinique. Par ailleurs, la recherche sur les populations spéciales, telles que les femmes enceintes âgées, les patientes obèses et celles ayant des maladies chroniques, fournira de nouvelles bases théoriques et pratiques pour un traitement personnalisé.

La rédaction de ce livre a été rendue possible grâce aux nouvelles découvertes et idées dans ce domaine au cours des dernières années, et cherche à présenter un contenu systématisé pour aider les lecteurs à faire face avec sérénité aux situations cliniques complexes dans leur travail quotidien. Cependant, en raison des limites des connaissances et de la vision académique des rédacteurs, des lacunes peuvent subsister dans l'ouvrage, et nous invitons cordialement les lecteurs à formuler des critiques et autres suggestions. Nous espérons sincèrement que ce livre pourra offrir aux professionnels de santé un guide pratique pour la prise en charge de la thrombose veineuse pendant la grossesse, afin d'aider davantage de femmes enceintes à passer en toute sécurité cette période particulière.

Enfin, nous souhaitons que tous les professionnels de santé engagés dans la protection de la santé maternelle et infantile poursuivent leur travail avec un esprit de professionnalisme, cherchent à se perfectionner constamment et contribuent ensemble au développement de la discipline. Nous souhaitons que chaque lecteur, grâce à l'étude et à la pratique de ce livre, renforce ses compétences professionnelles et éprouve un sentiment d'accomplissement dans l'aide apportée aux patientes. Que toutes les femmes enceintes puissent vivre une grossesse et un accouchement sains et sûrs grâce à l'accompagnement de professionnels qualifiés.

Références:

[1]. Liu Xinghui, Niu Xiaoyu. Manuel de gestion clinique de la thrombose veineuse et de l'embolie chez les femmes enceintes [M]. Sichuan University Press, 2022.

[2]. Liu Zhihong. Embolie pulmonaire [M]. Science Press, 2004.

[3]. Chen Zhong, Luo Xiaoyun. Diagnostic et traitement des maladies vasculaires périphériques (édition améliorée) [M]. People's Medical Publishing House, 2008.

[4]. Huang Qitao, Song Tianrong, Deng Peiying, et al. Analyse des caractéristiques cliniques des femmes enceintes présentant une thrombose veineuse profonde des membres inférieurs en période périnatale [J]. Guangdong Medical Journal, 2012, 33(11), 1594-1597, ISTIC PKU CA, 2012. DOI:10.3969/j.issn.1001-9448.2012.11.027.

[5]. Feng Youxian. Chirurgie vasculaire [J]. Shanghai Scientific and Technical Publishers, 1992.

[6]. Xu Ling, Cai Boqiang. Progrès dans le diagnostic et le traitement de la thrombose veineuse et de l'embolie pendant la grossesse [J]. Chinese Journal of Obstetrics and Gynecology, 2001. DOI:CNKI:SUN:ZHFC.0.2001-07-022.

[7]. Wang Zhonghao. Chirurgie vasculaire de Wang Zhonghao [M]. Zhejiang Science and Technology Press, 2010.

[8]. Xu Changyou, Ran Xia, Hu Fujin, et al. Facteurs de risque et prévention de la thrombose veineuse et de l'embolie associées à la grossesse [J]. Chinese Science and Technology Journal Database (Abstract Edition) - Medicine and Health, 2022(8):3.

[9]. Wang Shenming. Chirurgie vasculaire [M]. People's Medical Publishing House, 2011.

[10]. Yao Jinhan, Wang Weina, Zhang Yuquan. État actuel de la recherche sur le pronostic des femmes enceintes atteintes de thrombose veineuse profonde [J]. Chinese Journal of Maternal and Child Health

Clinical Medicine (Electronic Edition), 2024, 20(04):367-373. DOI:10.3877/cma.j.issn.1673-5250.2024.04.002.

[11]. Liu Changwei. Protocoles de diagnostic et de traitement en chirurgie vasculaire [M]. People's Medical Publishing House, 2012.

[12]. Liang Faqi. Chirurgie vasculaire [M]. People's Medical Publishing House, 2002.

[13]. Zhang Hongjia. Chirurgie cardiovasculaire [M]. People's Medical Publishing House, 2022.

[14]. Zhang Fuxian. Diagnostic et traitement de la thrombose veineuse et de l'embolie [M]. People's Medical Publishing House, 2013.

[15]. Cronenwett, Jack L., Johnston, K. Wayne. Rutherford's Vascular Surgery [M]. Peking University Medical Press, 2013.

[16]. Huang Qiuyu, Huang Yingying, Huang Qitao, Liu Zhengping, Guo Xiaoling, Zhong Mei. Interprétation et comparaison des directives et consensus d'experts nationaux et internationaux sur la prévention de la thrombose veineuse associée à la grossesse [J]. Chinese Obstetric Emergency Electronic Journal, 2022(2):88-93.

[17]. Liu Zelin, He Shilin, Li Jiazheng. Diagnostic et traitement des maladies thromboemboliques - 2e édition [M]. People's Medical Publishing House, 2006.

[18]. Wang Lemin. Embolie pulmonaire et thrombose veineuse profonde [M]. People's Medical Publishing House, 2007.

[19]. Li Haiyan, Zhang Lingjuan, Lu Qingsheng. Guide de prévention et de traitement de la thrombose veineuse et de l'embolie [M]. People's Medical Publishing House, 2021.

[20]. Xie Zonggui, Cheng Yongde. Traitement interventionnel en obstétrique et gynécologie [M]. Shandong Science and Technology Press, 2002.

[21]. Liu Zhe. Facteurs de risque et stratégies d'évaluation de la thrombose veineuse et de l'embolie pendant la grossesse et le post-partum [J]. Practical Obstetrics and Gynecology Journal, 2022(005):038.

[22]. Luo Xianggui, Wang Weinan, Zhang Weishe. Méthodes de prévention médicamenteuse de la thrombose veineuse et de l'embolie pendant la grossesse et le post-partum et évaluation de leur efficacité [J]. Practical Obstetrics and Gynecology Journal, 2022(038-005).

[23]. He Chao. Traitement interventionnel des maladies gynécologiques et obstétriques [M]. Hebei Science and Technology Press, 2013.

[24]. Peng Xiaorong, Mo Wei, Li Qin, et al. Situation actuelle et facteurs influençant la prévention de la thrombose veineuse et de l'embolie pendant la grossesse : connaissance, attitude et pratique [J]. Chinese Journal of Interventional Radiology Electronic Edition, 2024, 12(03):274-280. DOI:10.3877/cma.j.issn.2095-5782.2024.03.014.

[25]. Yang Aixia. Soins infirmiers pendant la période périnatale pour l'intervention sur la thrombose veineuse profonde des membres inférieurs [J]. Chinese Community Physician: Medical Specialty, 2011(30):2. DOI:10.3969/j.issn.1007-614x.2011.30.264.

[26]. Stevens SM, Woller SC, Baumann Kreuziger L, Doerschug K, Geersing GJ, Klok FA, King CS, Murin S, Vintch JRE, Wells PS, Wasan S, Moores LK. Antithrombotic Therapy for VTE Disease: Compendium and Review of CHEST Guidelines 2012-2021. Chest. 2024 Aug;166(2):388-404. doi: 10.1016/j.chest.2024.03.003. Epub 2024 Mar 6. PMID: 38458430.

[27]. Wang Z, Wu Z, Hu Z, Zheng H, Chen Z. ET1 acts as a potential plasma biomarker and therapeutic target in deep venous thrombosis rat model. J Thromb Thrombolysis. 2024 Aug;57(6):1067-1075. doi: 10.1007/s11239-024-02981-4. Epub 2024 Jun 2. PMID: 38824487; PMCID: PMC11315785.

[28]. Bates SM, Greer IA, Pabinger I, Sofaer S, Hirsh J. Venous thromboembolism, thrombophilia, antithrombotic therapy, and pregnancy: American College of Chest Physicians Evidence-Based Clinical Practice Guidelines (8th Edition). Chest. 2008 Jun;133(6 Suppl):844S-886S. doi: 10.1378/chest.08-0761. PMID: 18574280.

[29]. Kalaitzopoulos DR, Panagopoulos A, Samant S, Ghalib N, Kadillari J, Daniilidis A, Samartzis N, Makadia J, Palaiodimos L, Kokkinidis DG, Spyrou N. Management of venous thromboembolism in pregnancy. Thromb Res. 2022 Mar; 211:106-113. doi: 10.1016/j.thromres.2022.02.002. Epub 2022 Feb 7. PMID: 35149395.

[30]. Bukhari S, Fatima S, Barakat AF, Fogerty AE, Weinberg I, Elgendy IY. Venous thromboembolism during pregnancy and postpartum period. Eur J Intern Med. 2022 Mar;97:8-17. doi: 10.1016/j.ejim.2021.12.013. Epub 2021 Dec 20. PMID: 34949492.

[31]. Nichols KM, Henkin S, Creager MA. Venous Thromboembolism Associated With Pregnancy: JACC Focus Seminar. J Am Coll Cardiol. 2020 Nov 3;76(18):2128-2141. doi: 10.1016/j.jacc.2020.06.090. PMID: 33121721.

[32]. Bates SM. Pregnancy-related venous thromboembolism: Progress but questions remain. Eur J Intern Med. 2022 Mar; 97:32-33. Doi : 10.1016/j.ejim.2022.01.034. Epub 2022 Feb 1. PMID: 35120747.

[33]. Collins A, Memtsa M, Kirk E, Othman M, Abdul Kadir R. The risk of venous thromboembolism in early pregnancy loss: Review of the literature and current guidelines and the need for guidance - Communication from the SSC on Women's Health Issues for thrombosis and haemostasis. J Thromb Haemost. 2022 Mar;20(3):767-776. doi: 10.1111/jth.15621. Epub 2022 Jan 7. PMID: 34897975.

Annexe

Définition en chinois	**Forme complète en français**	**Abréviation**
羊水栓塞	Embolie amniotique	EA
抗磷脂综合征	Syndrome des antiphospholipides	SAP
急性呼吸窘迫综合征	Syndrome de détresse respiratoire aiguë	SDRA
抗凝血酶	Antithrombine	AT
抗凝血酶 III	Antithrombine III	ATIII
维生素 K 拮抗药物	Médicaments anticoagulants anti-vitamine K	AVK
身体质量指数	Indice de masse corporelle	IMC
计算机断层扫描	Tomodensitométrie (CT scan)	TDM / CT
CT 肺动脉造影	Angiographie pulmonaire par tomodensitométrie	CTAP
慢性静脉功能不全	Insuffisance veineuse chronique	IVC
计算机断层静脉造影	Phlébographie par tomodensitométrie	TDP
D-二聚体	D-dimères	D-dimères
数字减影血管造影	Angiographie numérique de subtraction	DSA
深静脉血栓	Thrombose veineuse profonde	TVP
心电图	Électrocardiogramme	ECG
估计胎儿体重	Estimation du poids fœtal	EPF
外括约肌腹会阴切除术	Exérèse abdominale et périnéale du sphincter externe	EAS

胎儿生长受限	Retard de croissance intra-utérin	RCIU
第五因子莱顿突变	Mutation du facteur V de Leiden	FV Leiden
逐级压力袜	Bas de compression graduée	BCG
肝素诱导的血小板减少症	Thrombopénie induite par l'héparine	TIH
国际标准化比值	Rapport international normalisé	INR
低分子肝素	Héparine de bas poids moléculaire	HBPM
左心室射血分数	Fraction d'éjection du ventricule gauche	FEVG
微血管病性溶血性贫血	Anémie hémolytique microangiopathique	AHMA
母胎医学	Médecine fœtale et maternelle	MFM
磁共振成像	Imagerie par résonance magnétique	IRM
光学相干断层扫描	Tomographie par cohérence optique	OCT
纤溶酶原激活剂抑制物-1	Inhibiteur de l'activateur du plasminogène de type1	PAI-1
微血管病性溶血性贫血	Anémie hémolytique microangiopathique	AHMA
肺栓塞	Embolie pulmonaire	EP
凝血酶原时间	Temps de prothrombine	TP
随机对照试验	Essai contrôlé randomisé	ECR
胎动减少	Réduction des mouvements fœtaux	RMF
肾静脉血栓	Thrombose de la veine rénale	TVR
依次加压装置	Dispositif de compression séquentielle	DCS
小于胎龄儿	Nouveau-né de faible poids pour l'âge gestationnel	SGA
小隐静脉	Veine saphène petite	VSP
浅静脉血栓	Thrombose des veines superficielles	TVS

普通肝素	Héparine non fractionnée	HNF
超声	Échographie	US
通气/灌注	Ventilation/perfusion	V/P
静脉性腿部溃疡	Ulcère veineux de la jambe	UVL
静脉血栓栓塞症	Thrombose veineuse et embolie	TVE

Table des matières

Structures éditoriales du groupe L'Harmattan

L'Harmattan Italie
Via degli Artisti, 15
10124 Torino
harmattan.italia@gmail.com

L'Harmattan Hongrie
Kossuth l. u. 14-16.
1053 Budapest
harmattan@harmattan.hu

L'Harmattan Sénégal
10 VDN SICAP AMITIE 3
BP 45034 Dakar-Fann
direction@senharmattan.com

L'Harmattan Cameroun
Tsinga/Derrière polyclinique FECAFOOT
BP 11486 Yaoundé
Jacques.koukam@harmattan.fr

L'Harmattan Burkina Faso
Villa 281, secteur 23 623, rue 14.32
Ouagadougou
zagbie@outlook.fr

L'Harmattan Guinée
Almamya, rue KA 028 OKB Agency
BP 3470 Conakry
harmattanguinee@yahoo.fr

L'Harmattan RDC
185, avenue Nyangwe
Commune de Lingwala – Kinshasa
matangilamusadila@yahoo.fr

L'Harmattan Congo
219, avenue Nelson Mandela
BP 2874 Brazzaville
deunovmikhael@gmail.com

L'Harmattan Mali
Immeuble Mgr Jean Marie Cissé
Aci Hamadallaye
BP 145 Bamako
syllaka@yahoo.fr

L'Harmattan Togo
Djidjole – Maison Amela
face EPP BATOME
02 BP 20680 Lomé
didieramela11@gmail.com

L'Harmattan Côte d'Ivoire
Résidence Karl – Cité des Arts
Abidjan-Cocody
03 BP 1588 Abidjan
harmattan.ivoire@gmail.com

L'Harmattan Bénin
Rue 604, (Immeuble à l'entrée
de la rue UCAO- Cite de Saint-Jean)
Cotonou
stepcorpus@gmail.com

Nos librairies en France

Librairie internationale
16, rue des Écoles
75005 Paris
librairie.internationale@harmattan.fr
01 40 46 79 11
www.librairieharmattan.com

Librairie des savoirs
21, rue des Écoles
75005 Paris
librairie.sh@harmattan.fr
01 46 34 13 71
www.librairieharmattansh.com

www.ingramcontent.com/pod-product-compliance
Lightning Source LLC
LaVergne TN
LVHW011302061026
849535LV00005B/1361